改革・改善のための戦略デザイン

病院 DX

業界標準の指南書

野末 睦
中村 恵二 著

Digital Transformation.

秀和システム

はじめに

　2017年に厚生労働省は、少子化・高齢化に伴う医療問題と病院経営の課題解決について、その切り口として「データヘルス改革」のロードマップをまとめています。それに基づき、本来であれば2020年から「健康・医療・介護のICT本格稼働」を推進する予定でした。

　しかし、2020年からの新型コロナウイルスの感染拡大の影響を受け、データヘルス改革はまだ緒についたばかりです。

　同じ頃、国では「地域医療構想」を打ち出してきました。2025年に向け、病床の機能分化・連携を進めるために、医療機能ごとに2025年の医療需要と病床の必要量を推計し、定める計画でした。都道府県が「地域医療構想」の策定を開始するにあたり、厚生労働省で推計方法を含む「ガイドライン」を作成し、都道府県が「地域医療構想」の策定に入ったのです。

　さらに総務省では、全国約440の公立・公的病院などに対して「公立・公的等でなければ果たせない役割」を地域で果たしているのかを改めて検証し、必要に応じて機能分化やダウンサイジングも含めた再編・統合を検討することを計画し、機能の見直しについては2019年度中に、再編統合については2020年秋までに行う、という期限を設けていました。

　コロナ禍前までの病院業界では、高齢化の進展等による医療ニーズの当面の拡大（2025年度にはいわゆる団塊の世代がすべて後期高齢者となり、医療・介護ニーズが急速に高まる）、および人口減による医療資源の逼迫（医療・介護人材の人手不足、2040年度にかけて顕著になる）といった状況の中で、より効果的・効率的な医療提供体制の整備が求められたことから、その対応についても議論を深めてきたのです。

具体的には、各地域において「機能分化と連携の強化」「医療ニーズにマッチした過不足のない機能別（高度急性期、急性期、回復期、慢性期）病床数の確保」などの議論で、「地域医療構想の実現」に向けて動くことが求められたのです。

　しかし、この構想もまた、新型コロナウイルス感染拡大防止のための、「柔軟かつ効率的な医療提供体制」の構築を優先する方針の影響を受けています。厚生労働省は、各地域で「即座に感染患者を受け入れられる病床」（即応病床）、「通常は一般患者の受け入れを行い、都道府県の要請を受けて感染患者の受け入れ準備に取り組む病床」（準備病床）、「重症化リスクの低い無症状・軽症患者を受け入れる宿泊療養施設」などの整備を進める方針を提示しました。

　さらに、「新型コロナウイルス禍における医療提供体制等の強化」と、「新たな日常（ポスト・コロナ）下における社会保障体制の構築」という、ウィズ・コロナ、ポスト・コロナ時代の在り方・考え方が示され、特にウィズ・コロナについては、「PCR 検査体制の充実」や、「新型コロナウイルス感染者等情報把握・管理支援システム（HER-SYS）」、「新型コロナウイルス感染症医療機関等情報支援システム（G-MIS）」、「医療のお仕事 Key-Net」の活用などの集中プログラムが示され、「医療資源情報の共有」から本格的な ICT 化の動きが始まっています。
　2021 年にデジタル庁が設置され、病院・医療の DX もコロナ禍の推移を見ながら、再び本格的な取り組みが始まろうとしています。

　本書では、庄内余目病院の元院長で、現在は訪問診療中心のあい太田クリニック院長、医療法人あい友会理事長である野末睦氏を執筆陣に迎え、医療監修もお願いしました。
　医療業界の現状や未来などを論じるとき、医師、あるいは医療の経験者、専門家であるか否かということは、意見や知識の前提として大きな影響を及ぼします。また、それらの方々が扱う情報は他の業界にも増して究極のプライバシーだという点を考慮しなければなりません。さらには、日本の医療提供サービスは社会保険制度を通して国の完全なコントロール下にある、という特徴もあるからです。

経済産業省は DX 推進ガイドラインの中で、DX について「企業がビジネス環境の激しい変化に対応し、データとデジタル技術を活用して、顧客や社会のニーズを基に、製品やサービス、ビジネスモデルを変革すると共に、業務そのものや、組織、プロセス、企業文化・風土を変革し、競争上の優位性を確立すること」と定義しています。しかし、病院・医療業界の関係者には、この「競争上の優位性」という言葉に違和感を感じる人が多いと思います。病院・医療業界でDX を扱うことは、人々の健康に寄与し、より幸せな人生を送ってもらえるようにすることに目的があるのです。そのためには、病院・医療の世界でも競争意識と優位性は大事なことだと考えられます。そこでは、他の産業が取り組んでいる手法の応用も必要でしょう。

　本書の締切直前に、徳島県つるぎ町の病院で患者の個人情報を記録した電子カルテのシステムが使えなくなり、病院は「ランサムウェア」と呼ばれる身代金要求型ウイルスに感染した可能性があるとして警察に被害届を出しました。
　この事件により、この病院では 10 月 31 日朝から救急患者の受け入れを停止すると共に、11 月 1 日以降は新規の患者の受け入れも停止する事態となりました。病院の調査では、31 日未明、電子カルテのシステムに不具合が生じ、英語で「ハッキングしてデータを暗号化した。元に戻すにはサイトにアクセスしろ」などと書かれた不審な書類が大量に印刷されたとのことで、同時に患者の住所や診察歴などが記録された電子カルテも使えなくなりました。
　これから全国で病院 DX への取り組みが増えると共に、このようなサイバー攻撃に対する備えについても、医療情報技師などを交え、病院全体として研究を深める必要があります。

　本書が、病院・医療・介護の DX 推進に少しでも貢献できれば、著者の 1 人として、この上ない喜びでもあります。

2021 年 11 月　中村恵二

本書の構成

　本書は、「改善・改革のための戦略デザイン」シリーズの1冊として、病院・医療のDXの現況やこれからの動向などを特集したものです。

　構成にあたっては、1章でいまなぜ病院・医療業界にもDXが求められているのか、2章ではそれらのニーズの背景にある病院・医療業界が抱えている課題や問題点についてまとめています。そして3章では先進事例を紹介し、4章では介護のDXについてまとめています。また、DXのプロジェクトを進めていくにあたり考慮すべきことを5章にまとめ、最後にこれからのDX戦略を記した6章へつなげています。

　本書の刊行が、業界特有の事情によって遅れがちなDXを強く推し進める原動力になれば幸いです。

> 病院・医療業界で、なぜDXが求められるのか。DX推進のためのヒントを本書で紹介します。

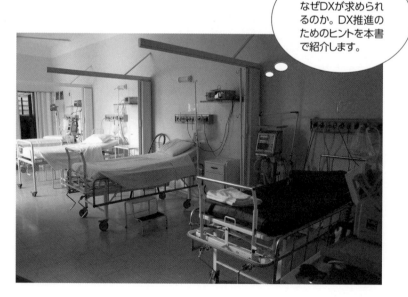

改革・改善のための戦略デザイン

病院DX

6 章　成長のための戦略デザイン

7 章　資料　医療関係団体の取り組み

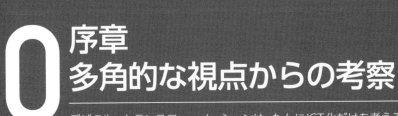

0 序章
多角的な視点からの考察

デジタル・トランスフォーメーションは、たんにICT化だけを考えるのではありません。人間を相手にして考えます。病院、在宅医療を含むクリニック、福祉施設などもまた、人間を相手にしたサービスです。だからこそ、病院・医療のDXが必須となっているのです。

序章　多角的な視点からの考察

意識と視点の違い

個人レベル、組織レベル、自治体レベル、国レベルなど。様々なレベルでのあるべき
DX を模索する。

◇ 業界の変革、発展に必須となったDX

　　DX（デジタルトランスフォーメーション）という言葉が世の中で使われ
るようになってから、まだ数年しかたっていません。しかし、あっという
間にいたるところで目にするようになりました。

　　背景として第一に考えられるのがペーパーレスで、あらゆるデータが紙
から電子媒体化されるようになったことが挙げられます。そして、そのデ
ジタルデータを多量に保存する場所の確保がパソコンなどにより容易に
なってきたこと、さらにはパソコンによるデータ通信速度が高速化してき
たことが挙げられます。

　　またそのコンピューター自身の進化、つまり、AI（人工知能）を搭載し
て処理能力も飛躍的に伸びてきたことも要因になっています。これらの技
術的発展が寄り集まって、大きなパワーとなり、DX という社会の変化に
結実してきたのです。DX が、様々な業界の変革・発展に必須なことは、
いまや自明のように思われます。

　　病院・医療・介護の業界においても同様のはずでした。しかし、業界特
有の事情というものが大きく存在し、DX そのものを阻害しがちとなって
いたことも事実です。

　　本来、DX とは社会的・組織的レベルでの変革を指しますが、医療提供
場面では医師という個人レベルの DX への関与がとても大きいことが阻害
要因となっています。病院・医療の DX を研究するにあたっても、医師や
医療従事者といった個人レベルでの DX のほか、病院・クリニックといっ
た組織上での DX、さらには国や都道府県、市町村といった行政レベルや、
介護も含めた地域包括ケアシステムと DX、医療テクノロジーという世界
での DX など、DX に対する意識と視点の違いの中で、DX のあるべき姿
とそこまでの取り組みについて、様々なレベルで検討していくことが必要
です。

　DXへの動きは世界全体で起こっていますが、日本でも遅ればせながら動き始めています。病院・医療業界の対応は遅々としてはいますが、いくら病院であろうと、環境の変化に対応しなければ生き残れないことがはっきりしたからです。

　そしてその動きは、新型コロナウイルス感染症 (COVID-19) の流行によっていったんストップしたように見えますが、変化そのものはコロナ禍が後押ししたかのように、一気に加速したようにも思えます。

　DXの全体像について考えるには、一気にDXを論じるのではなく、その手前にあるデータのデジタル化、次いでデジタルデータの取得の自動化、さらにデジタルデータへのアクセスとその速度など、すべての流れを視野に入れながら検証する必要があります。

　加えて、前述したように個人レベル、組織レベル、自治体レベル、国レベルなど、様々なレベルでのあるべきDXの姿と、その手前にあるデジタル技術についてよく把握しておく必要があります。

　本書では、このようなDXに向けた、様々な視点での解説を展開しつつも、一方で、ヒトの脳が持つ素晴らしい能力とデジタルの力との関係も明らかにしながら、広い視野、高い視点でDXを理解し、将来のDXそのものもX（トランスフォーメーション）していくことを想定しながら、まとめてみたいと思います。

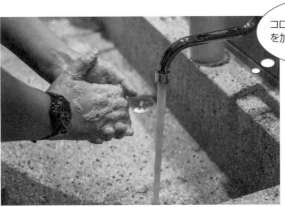

コロナ禍はDXの動きを加速させました。

コラム

デジタルにまつわる言葉の違い*

　病院・医療のデジタル化については、世の中と医療の現場、それも病院・福祉施設の立場や、医療・福祉スタッフの立場と患者・家族の立場のそれぞれから見て書いていくと整理されるのでは、と思いました。

　デジタイゼーション／デジタライゼーション／デジタルトランスフォーメーションと、似たような言葉でも、それぞれに違いがあります。

①アナログ情報をデジタル化するために局所的に行うのが「デジタイゼーション」。

②そしてそれに続く、プロセス全体をデジタル化するという全域的な意味で、新たな価値を創造するものが「デジタライゼーション」。

③その結果として社会的な影響を生み出すのが「デジタルトランスフォーメーション」。

　詳しくは次章の本文で解説しますが、それぞれの言葉をさらにわかりやすくするためによく引用される、カメラを例にして具体的に解説したものを紹介します。

〉**カメラを題材にした具体例**

①**デジタイゼーション**

　フィルムカメラをデジタルカメラに変える。

②**デジタライゼーション**

　写真現像の工程がなくなり、オンライン上で写真データを送受信する仕組みが生まれる。

③**デジタルトランスフォーメーション**

　写真データを使った新たなサービスやビジネスの仕組みが生み出され、SNSを中心にオンライン上で世界中の人々が写真データをシェアするようになる。

　さらに、これを医療の現場にあてはめてみると、レントゲン写真の歴史でも説明することができます。

　X線は1895年にドイツのレントゲンにより発見され、物理学の世界だけでなく、医学界からも注目されるようになりました。レントゲンはX線が身体内部を映し出す能力を持っていることに気づき、奥さんの手のX線写真を発表しました。

　そのあと、四肢や胸部などのX線撮影が世界各地で試みられ、20世紀初頭には、X線診断はこれらの分野の診断法としての地位を確立しました。

　レントゲン撮影においても、フィルムカメラからデジタルカメラに変わり、やがて写真現像の工程がなくなり、いまはオンライン上で写真データを送受信する仕組みに変わりました。

　そして遠隔診療など、写真データの送受信による新しい医療サービスが次々と生まれています。

　CTの発明もしかりです。X線発見以来の最大の発明といわれ、医療現場では急速に普及し、画像データでも送受信されるようになり。さらにCT画像の解像度の進化や画像処理の進化により、新しい手術の方法なども生まれてきました。

　多角的な視点と共に、同じデジタル化でも、領域の違いなどを論理的に整理してみると、DXが本来向かうべき方向性がわかるように思われます。

＊**参考サイト**　https://monstar-lab.com/dx/about/digital_transformation/

1 なぜ病院・医療業界にも DXが求められているのか

世界的に感染が拡大した新型コロナウイルスは、医療業界にも大きな環境の変化をもたらし、もともとデジタル化が遅れていた日本の医療現場においては、コロナ禍が後押しするかたちで、一気に医療DXのあり方が議論されるようになりました。

なぜ病院・医療業界にもDXが求められているのか

病院・医療のDXを考える
2つの視点

現在の医療現場では、「人手不足」、「医療従事者の労働環境や待遇の悪化」、さらに「働き方改革」、「医療費の増大と国による医療費抑制策と健保財政の問題」など、多様な課題が山積し、その問題解決の手法としての DX への期待も高まってきています。

◇ DXの手前にあるもの

　序章で述べたように、DX の全体像を捉えようとするときは、その手前にあるデータのデジタル化、デジタルデータ取得の自動化、デジタルデータへのアクセスとその速度など、すべてのつながりを視野に入れる必要があります。

　さらに、病院・医療の DX の取り組みを考えるにあたっては、病院の組織上に登場するあらゆる職種のスタッフの視点に立った検討も必要になります。様々なレベルでの DX を意識し、また以下に述べる 2 つの視点を持って、より具体的な検討が必要となります。

　1 つは「医療技術」の面で、もう 1 つは病院経営や地域包括ケアなど「プラットフォーム整備」の面での検討です。

　「医療技術」の面では、ロボット技術を筆頭に、遺伝子解析などの基礎医学、さらにはバイオセンサーを用いたデータ取得とその対策、さらにはこのような医療データの医療機関からの開放、遠隔治療などの先進例を研究しながらの検討が求められます。

　「プラットフォーム整備」の面では、前記した諸課題のほか、大都市と地方の医療格差や医師の偏在の問題、2025 年問題への対応など、DX による問題解決の取り組みには多面的な切り口が求められます。

> **メモ** **2025 年問題**
>
> 　戦後すぐの第一次ベビーブーム (1947～1949年) のときに生まれた、いわゆる「団塊の世代」がすべて後期高齢者 (75 歳以上) の年齢に達し、医療や介護などの社会保障費の急増が懸念されるという問題をいいます。

　厚生労働省では、2017年に「**データヘルス改革推進計画**」を発表し、DXへの動きに対応していこうとスタートを切りました。その内容は簡単にまとめると、健康・医療・介護における具体的な施策であり、技術革新を活用し、健康管理と病気・介護予防、自立支援に軸足を置いた、新しい健康・医療・介護システムの構築について、5分野8サービスの目指す方向性と実現性について述べています。

データヘルス改革推進計画にある5分野8サービス

データヘルス改革の基礎構築
○被保険者番号の個人単位化 ○オンライン資格確認システムの導入

Ⅰ　最適な保健医療サービスの提供	Ⅲ　科学的介護の実現
①保健医療記録共有 ②救急時医療情報共有	⑥科学的介護データ
Ⅱ　保健・医療・介護のビッグデータの連結・活用、PHR	Ⅳ　がんゲノム情報の活用など
③健康スコアリング ④データヘルス分析関連サービス ⑤乳幼児期・学童期の健康情報・PHR	⑦がんゲノム・AI
	Ⅴ　審査支払い機関の強化
	⑧医療保険情報に関わるデータ分析などに関する業務を追加

　データヘルス改革では、医療・介護の提供だけでなく、予防推進による国民の健康維持・増進を図ること、がんゲノム情報の解析によって革新的医薬品などの開発を推進すること、さらにはAIの活用なども含まれる大規模な環境の整備とシステムの構築が必要であることから、2019年9月の時点では2021～2025年度（第2期）に向けた推進計画工程表が公表されていました。

❖ 新たな日常にも対応したデータヘルス集中改革プラン

　新型コロナウイルスの感染拡大に伴って、健康・医療関連情報の集約と利活用が諸外国と比べて遅れている日本でもオンライン化に対する国民の関心が高まっていることを踏まえ、前記した8つのサービスのうち、特に3つのサービスについて、「**新たな日常にも対応したデータヘルスの集中改革プラン**」（**集中改革プラン**）の構築を図ることになりました。

　具体的には次のとおりです。

①全国で医療情報を確認できる仕組みの拡大
②電子処方箋の仕組みの構築
③自身の保健医療情報を活用できる仕組み（**PHR***）の拡大

　このうち①では、具体的に、全国どこでも自身の保健医療情報が医師などに安全に共有される仕組みの拡大を目指し、その情報共有によって、通常時だけでなく、救急・災害時であっても、より適切で迅速な診断や検査、治療などを受けることを可能とするもので、最適な保健医療サービスを提供することを目的にしています。

　②は、リアルタイムの処方情報共有（重複処方の回避）、薬局における負担軽減（処方箋情報の入力など）、患者の利便性の向上（オンライン診療、服薬指導）の実現を目指すものです。患者のメリットとしては、処方箋を紙で薬局に持っていく必要がなく、またお薬手帳などがなくてもマイナポータルを通じて閲覧できるなどがあるとされていますが、一番の狙いは重複投与や過剰投与の改善にあるとされています。

　③は、マイナポータルを通じて、自分自身の保健医療情報をPCやスマートフォンから閲覧することができる仕組みで、ニーズに応じて、民間の健康医療支援サービスなどを受けることも可能となる見込みです。

　上記3点のほか、医療情報システムの標準化、API活用のための環境整備といったデータヘルス改革の基盤となる取り組みも着実に実施。電子カルテの情報など、上記以外の医療情報の取り扱いについても、引き続き検討されています。

***PHR**　Personal Health Record の略。

◇ オンライン資格確認の導入

　前記②の中でオンライン診療・服薬指導の実現にあたっては、オンライン資格確認の導入が必要となってきます。具体的には、

1. 保険医療機関などで療養の給付等を受ける場合の被保険者資格の確認について、マイナンバーカードによるオンライン資格確認を導入する。
2. 国、保険者、保険医療機関などの関係者は、マイナンバーカードによるオンライン資格確認などの手続きの電子化により、医療保険事務が円滑に実施されるよう、協力するものとする。
3. オンライン資格確認の導入に向けた医療機関・薬局の初期導入経費を補助するため、医療情報化支援基金を創設する。

としています。

　さらに、保険証にある被保険者記号・番号の個人単位化、告知要求制限の創設も求められてきます。とりわけ、プライバシー保護の観点から、健康保険事業とそれに関連する事務以外に、被保険者記号・番号の告知の要求を制限することが求められます。

　そして、薬剤情報、医療費情報、特定健診データのマイナポータルなどでの閲覧の仕組みづくりが必要とされます。これらにより、保険加入者の予防・健康づくりなどが期待できると共に、マイナンバーカードの健康保険証利用に向けた取り組みをさらに推進する計画です。

新たな日常にも対応したデータヘルス集中改革プラン

	2021（令和3）年度	2022（令和4）年度
医療情報などを全国の医療機関などで確認できる仕組み	①特定健診情報（2021年3月〜）	
	②レセプト記載の薬剤情報（2021年10月〜）	
		③手術・移植
		④透析
		⑤医療機関名簿
電子処方箋		⑥電子処方箋（2022年夏〜）

◆ COVID-19-DXの出現

　COVID-19（新型コロナウイルス感染症）の世界的な流行により、厚生労働省がロードマップに描いているデータヘルス改革や、病院・医療のDXへの動きは止まってしまっているように見えます。

　しかし、逆説的になりますが、人の動きを伴ったリアルな人同士の接触ができなくなったために、医療においても非接触型治療や病院におけるテレワークの推進など、DXがコロナ禍の拡大によって一気に進んだような感覚を与えました。

　企業でのオンライン会議はもちろん、家に引きこもらざるを得なかった多くの人がVR（バーチャルリアリティ、仮想現実）を楽しむようになり、さらには散歩しながらゲームをしたりするAR（拡張現実）が広く市民権を得るようにもなりました。

　経済状況の解決はまだまだであるものの、新しいテクノロジーが身近なものになってきたといえます。

　医療においても、遠隔診療など、その規制が一気に緩められ、またワクチンの開発と接種による効果を実感することで、ゲノム創薬、ワクチンへの科学的見方の普及が自然になされてきました。まさにDXの障害となっていたものをCOVID-19が取り除いて、さらに変革してしまったような気がします。

　「COVID-19-DX」ともいうべき状況が出現したといっても過言ではありません。

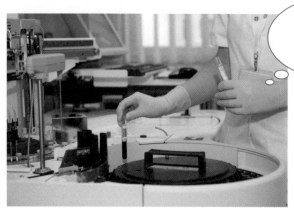

ゲノム創薬などの新しいテクノロジーが身近になっています。

02 人類の知識の蓄積と情報交換手段の発展

現代社会の変化と発展のスピードは、人類の情報交換の速さによってもたらされてきました。言語が発達し、文字が使われるようになり、それを記録する媒体として紙が発明され、その記録が書籍として、あるいは手紙として、情報交換の手段に用いられてきたのです。

◇ デジタル技術を適用する3つのステージ

　　紙による情報交換が人類に知識の蓄積をもたらし、社会の発展につながり、やがて電信電話などの電気技術による情報交換の手段も加わり、人類社会は飛躍的に発展しました。

　　そして、ついに人類はデジタル化の技術を手に入れました。この技術によって蓄積することが可能になった大量の知識や情報を、容易に素早く交換できるようにしたのがインターネットです。

　　現代の人類社会が、大きく、速く変化していくのは当たり前で、逆に、これらの技術を使いこなせないと、かつて文字を読むことのできない人がかなりのハンディキャップを負ったように、現代社会では適応が難しくなってきます。

　　この人類の知識の流れ、とりわけデジタル化に関係する具体的な流れを、用語解説を兼ねながら追ってみましょう。

　　デジタル技術は、適応するいくつかのステージで分類することができます。

DXまでの3段階

❶アナログ情報をデジタル化する局所的な**デジタイゼーション**
❷プロセス全体もデジタル化する全域的な**デジタライゼーション**
❸その結果として社会的な影響を生み出すのが**デジタルトランス
　フォーメーション**

◇ AIを用いた医療のテクノロジー

　上記の３ステージに加え、近年発達してきたのが人工知能（**AI** *）ですが、これも様々な段階のデジタル技術の発展に支えられています。

　医療、病院業界にも大きな影響を及ぼしているのが、deep learning といわれる、画像認識、テキスト解析、音声認識など様々な領域で発展した人工知能の手法です。

　さらには、拡張現実 **AR** *は 実在する環境にバーチャルな視覚情報を重ねて表示することで、目の前の現実世界を拡張させていきます。ゲームアプリのポケモン GO はまさにこの拡張現実を用いたものです。

　仮想現実 VR （バーチャルリアリティ）は、コンピューターや映像表示デバイス、電子制御などと組み合わせることで、まるで現実であるかのような仮想空間に入り込む感覚を味わうことができます。

　これはコンピューターグラフィックス（CG）を使ったものと実際の映像を使ったものの大きく２つのタイプがあります。CG を使ったバーチャルリアリティは、CG で作られた仮想世界に入り込むもので、現実とはまったく違うファンタジックな世界です。これらの技術の発展も、遠隔手術の発展などに貢献しています。

◇ 医療現場の労働力不足とAI

　近年、日本の医療現場における労働力不足が問題となり、効率化、省力化の推進が求められていますが、国家資格を必要とする医療関係者の労働力確保は簡単なものではありません。これまでのようにすべての判断を人が行うのではなく、人が判断を下す一歩手前までの情報整理や診断・治療候補の提示を AI にしてもらうようなサポート体制があれば、労働力不足の一端は補えるものとも考えられます。また、たんに労働力不足の解消だけでなく、医療における AI の活用は医療の質の向上にも結び付きます。

---

*AI　　Artificial Intelligence の略。
*AR　　Augmented Reality の略。

AIホスピタルのイメージ図

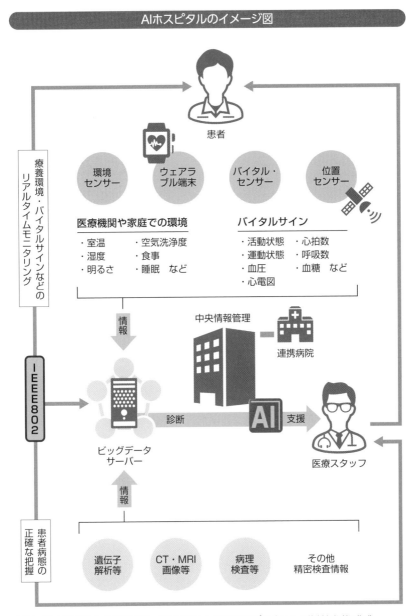

内閣府「AIホスピタルによる高度診断・治療システム」の社会実装プロジェクトの資料を参考に作成

◆ 医療の地域格差を補うAIホスピタルの実現

　AI 活用は医療技術の個人差や地域格差の解消にもつながり、質の高い医療の提供と効率的な病院経営を実現してくれるという期待もあります。

　現在の医療機器に最新の AI とあとで述べる情報通信の進化があれば、医療現場を大きく変える可能性を秘めています。

　AI による医療テクノロジーにあふれた病院の出現は、医療関係者の働き方を変えると共に、現在の病院の機能分化をさらに推し進める可能性も出てきます。ただしその場合、地域医療連携などにおいては、これまでの縦の連携から横の連携に変えてくれる可能性もあり、これからの地域医療連携構想の姿すら変えてしまうことも考えられます。

◆ 情報通信速度の進化

　デジタルの発展を支えるインターネットの世界でも、情報通信の伝達速度に大きな進化が見られました。

　日本電信電話公社（現 NTT）がアナログ形式の 1G を開始したのが1979 年です。その後、2G を経て、2001 年にドコモにより 3G、2010年には 4G が始まりました。そしていまは 5G の時代となりました。さらに 2030 年には 6G の商用化も見込まれています。

　こういった通信速度の発展で、デジタルの世界にどんな変化がもたらされるのでしょうか？

　通信速度の発展は、すなわち通信量の増大を意味し、文字データの通信の世界から画像データの通信を可能とする世界に移行し、さらには動画を瞬時に送信することができる世界へと突入させます。データを受け取るときに接続が切れたり、データのやり取りが途切れたりしなくなります。

　これが**低遅延**といわれる世界で、これが実現すると、車の自動運転はもちろん、医療の現場でも遠隔ロボット手術など高いレベルでの医療提供が可能になってくるのです。加えて通信速度が上がると、接続できる機器の数が飛躍的に多くなることも非常に大きな影響を及ぼします。

病気やけがを扱う医療においても、これらのデジタル技術や、その技術による社会の変革、つまりDXを取り入れることは必然です。スマホなどを通じて、誰でもデジタルデータに直接アクセスすることができるようになった現在は、医師もDXを意識して医療活動を行うようになったのです。

情報通信の変遷

1980年代	1990年代	2000年代	2010年代	2020年代

第5世代移動通信システム **5G**

第4世代移動通信システム **4G** スマートフォンなど

第3世代移動通信システム **3G** ガラケーなど / i-mode

第2世代移動通信システム **2G** 携帯電話など / MOVA

1G 自動車電話など / ショルダーフォン　第1世代移動通信システム

メモ 5G（第5世代移動通信システム）とは

4Gのあとに登場した通信システムで、いっそう高速・大容量に進化すると共に、低遅延、多数接続という特徴を持っています。5Gは、これまでの携帯電話ユーザーだけでなく、機械、物、デバイスの接続性についても向上させるメリットがあるとされ、医療機器においてもその新しいテクノロジーが期待されています。

メモ 早くも検討が始まった6G（第6世代移動通信システム）

業界ではすでに次の世代に向けた協議が始まっています。NTTドコモでは、2030年頃のサービス提供開始を目指し、6Gにより期待される様々なユースケースや目標性能、技術要素などの技術コンセプトをまとめています。

◇ 4K8K技術の動向

　通信速度の進化と共に医療のインテリジェント化を進める技術に、モニターなどの画素向上による超高精細映像の実現があります。

　8K映像は、従来のハイビジョンの16倍に当たる3300万画素の超高精細画像で、その密度は人間の網膜に迫るといわれています。

　8K技術を用いて、開腹手術の映像のデモンストレーションが行われたほか、遠隔の病理診断（特に術中迅速病理診断）や手術、離島での医師不足解消のための遠隔医療などへの応用が期待されています。

　背景として、昨今のがんの外科手術では、映像で手術をサポートする外科手術用内視鏡システムが開発され、低侵襲性の観点から、内視鏡による手術のニーズが高まっていることが挙げられます。手術時にモニターを見ながら行うシステムでは、手術の質は画面の解像度に影響されやすいといわれています。

　NHKエンジニアリングシステムと三菱総合研究所、富士通は、映像配信高度化機構およびNTTドコモと連携し、8K内視鏡カメラであらかじめ撮影した手術中の8K映像を、「4K8K高度映像配信システム」を活用して第5世代移動通信システム（以下5G）経由で遠隔地に伝送する技術実証実験を実施しています。

　これにより、8K内視鏡カメラを使ってがん手術を行う執刀医に対して、遠隔地にいる熟練の専門医が、伝送されてくる8K内視鏡映像を見ながら適切な指示指導を行うことで、熟練医師のいない地域でも質の高い医療提供が可能になると期待されています。

> ### メモ　AI ホスピタルによる高度診断・治療システム
>
> 　AIやIoT、ビッグデータ技術を用いて、高度で先進的な医療サービスの提供と、病院における効率化、医師や看護師の抜本的な負担軽減を実現するという目的で構想されているプロジェクトで、すでに音声認識で診療記録を文書化できるシステムのほか、患者に疾患や治療方針について説明するコミュニケーションシステム、がんの早期診断システム、内視鏡の操作支援技術などの研究開発が進められています。

03 医療に関する情報が閉鎖空間から開放空間に

いままでは、医療従事者側から、あるいは行政からの医療情報の提供が、マスメディア中心で行われてきました。そしてマスメディアからの情報は、一方的に流され、基本的には検索などできませんので、情報の受け手は長く、受け身の姿勢を強いられてきました。

◇ 医療に関する情報の広がり

現在ではホームページやSNSなどを使用した情報提供がより多く行われるようになってきています。この変化により、ほしい情報を、ほしいときに検索して受け取ることができるようになりました。つまり、受け身ではなく自ら情報を取得できるようになったのです。

そして、もう1つ。国民はマスメディアというフィルターを介することなく直接的に医療機関から、あるいは医療従事者から情報を得ることができるようになりました。

このことは大きな社会的変革を意味します。例えば、外国との貿易には仲立ちの大手商社の存在は欠かせないものとなっていましたが、近年は、外国の業者と直接取引する個人が出てきました。コロナ禍でマスクが日本中で極端に不足したときに、筆者（野末）の医療機関もある人を介して個人輸入のマスクを手に入れることができました。こうした情報や物資のやり取りを個人間で行うことが、医療界全体でも日常的に起こってきているのです。

そして医療機関側からの情報提供ばかりでなく、国民全員が個人的に情報を収集し、さらには主としてSNSを中心とした場で情報発信をしていることも大きな変革の1つであるといえます。このことは、国民全体の医療に関する知識量を高め、コミュニケーションを円滑に行うという意味では非常に意義深いことです。

しかしながら、このような国民の個人による医療情報の発信あるいは口コミの形成などは、ときとして陰謀論に陥ったり、極端な不安感をあおったりすることがあるのも事実です。

ですから、医師を中心とした医療界は、情報提供を適切に行うことによって、このような個人による情報操作に対抗する必要があるのです。情報提供を行う場においても、あるいは国民との情報交換の場においても、DXは大きな役割を果たすでしょう。

◇ 個人の健康データのクラウド化

患者さんの健康データは患者さんのものです。個人のデータは患者さん自身による取得が可能となりました。血圧手帳などがいい例です。自分の健康に関するデータを自分自身で取得するのが容易になったことも、いまDX化を進める大きな理由です。

なぜなら、そのようなデータを自分自身で解釈し、医療機関や保険制度を使わずに自分の健康状態の向上を目指すことができるようになったからです。

手元で心電図の測定まで行えるスマートバンド

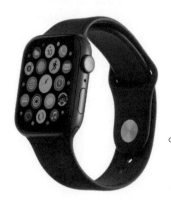

Apple Japan
Apple Watch Series 6
（GPS+Cellular モデル）

iPhone をはじめ、数多くのデジタル製品の開発を手がける Apple 社の製品です。

◇ バイオセンサーの進化

　自分の健康データの蓄積には、例えば体温計、血圧計などを用いて自分で計測し、その値を紙に書いていた時代がありました。このようなデータはまさに**アナログデータ**ですが、それを Excel などの表計算ソフトに入力すると、**デジタルデータ**になります。

　このようなデジタルデータに、現在は生体情報を自動で取得し、記録するというバイオセンサーの働きが加わりました。例えば、Apple Watch はよい例でしょう。

　腕時計をつけているだけで、体温や血液中の酸素飽和度等を非侵襲的に、しかも連続的に記録することができるようになりました。心電図も取得し、常に不整脈の発生などをモニタリングしています。近いうちに血圧測定も行えるようになるようです。そうなると、自分の状態を 24 時間監視できるようになり、取得されたデータは非常に大きなものになるはずです。

　もう 1 つ取り上げたいのは、血糖値を自分で測定できる「FreeStyle リブレ」についてです。

　皮下に刺された針上のセンサーを通して、体液中の血糖濃度をいつでも測定できるようになっています。特別な装置であるセンサーは自分で購入しなければいけませんが、そのセンサーからデータを取り出すことはスマホでできるのです。この装置で継続的に測定すると、血糖値の変動が記録され、そのグラフを確認できるのです。そのことで食事・間食後の血糖値の上昇を捉えることができ、食事内容にフィードバックをかけることができます。

　さらには、もし新しく薬を始めたとしたら、その効果についても、リアルタイムでわかるようになります。

　このようなデータに、さらに医療機関で取得された健康データが紐づけられるようになると、自分自身の身体に関するビッグデータがクラウド上に保存され、いつでも取り出すことができ、評価できる時代が来るのです。まさに DX といえます。

◇ バイオセンサーのネットワーク化

経済産業省は厚生労働省とは別の視点で、「デジタル技術を駆使した、様々な健康・医療情報を有効活用できる仕組み」として、ICT やロボット、AI などの医療・介護現場での技術活用の促進などに取り組んでいます。

具体的には、次世代ヘルスケア産業の創出に向けて、生活習慣の改善や受診勧奨を促すことで「国民の健康寿命の延伸」と「新産業の創出」を同時に達成し、医療費・介護費の最適化の実現を目指そうというものです。

先に紹介したバイオセンサーを IoT につないでネットワーク化し、遠隔診療や在宅医療、非接触型の生体検査などに応用しようという取り組みです。本人同意を前提にウェアラブル端末や IoT 機器から取得できるデータを連携させ、その蓄積基盤としてのプラットフォームを構築し、情報共有化に結び付けていければ、地域を挙げての「糖尿病重症化予防プロジェクト」などが実現します。また、オランダのフィリップス社が開発した使い捨て型のウェアラブルパッチにより、コロナ病棟での遠隔モニタリング診療が可能になったことなどが報告されています。

コラム　使える IT 導入補助金*

これまでの IT 導入補助金は、患者管理や訪問診療への対応や会計業務にかかる負担の軽減、電子カルテやレセプト管理、会計業務の効率化などに対応する IT ツールの導入に使われています。対象となる中小企業・小規模事業者のうち、医療機関や介護事業所は、医療法人・社会福祉法人の場合には従業員数 300 人以下、また民間企業として介護サービスを提供している場合には資本金 5000 万円以下、従業員数 100 人以下という規定があります。補助金枠は通常いくつかの類型に分かれ、それぞれ上限・下限額が異なります。

＊**参照**　中小機構の「IT 導入補助金 2021」を参考に作成。

医師などの労働生産性の向上が求められる病院、クリニック

日本全体のGDPの伸びは完全に頭打ちになっています。人口減少の状況にあって、GDPを押し上げていくには、個人個人の生産性を上げていくことが必要です。その切り札がDXです。

◇ 病院における労働生産性の向上

　病院、医療業界でも状況は同じです。むしろ、他の業界よりも圧倒的にデジタル化、ひいてはDXそのものが遅れているので、個人個人の生産性を向上させるにはDXが必須です。

　加えて、医療従事者、特に人口当たりの医師・看護師の数がOECD諸国でもかなり低い日本では、諸外国以上の生産性が求められています。2019年現在、人口1000人あたりの医師の数は2.49人、看護士は11.76人で、少子高齢化の影響がとても大きいようです。

　働き方改革で、医師の長時間労働についても厳しい目が向けられるようになってきました。いままでは当たり前だった、宿直という名目でありながら実質は当直業務明けの通常勤務は、完全にできなくなりました。年間残業時間も暫定処置で、特別な医療機関で年間1860時間まで認められていますが、この水準でも完全に労働基準法の規定に抵触しています。暫定期間終了後には、さらに残業時間を減らさなくてはいけません。労働者である医師の労働条件を守る上で必要ですが、医療界にとっては激震であり、医師の生産性を現在の10倍くらいに高めていかないと、とても乗り切れない状況です。

◇ 医師の生産性を上げるということ

　医師の生産性を上げるには、いろいろな方法があります。1つは、医師の診療効率を上げること。つまり、手術、検査、外来診療の1件当たりの時間を短縮すること。ただし、これは容易にできることではなく、また、できたとしても大幅な改善は望めません。

次の方策としては、従来、医師が行ってきた仕事を、他の職種に移行すること。これは医師事務補助者の導入などによって試みられてきました。

　この段階では、DX というよりは、データのデジタル化が役に立ちます。また、診療データなどがクラウド上にあるとさらに効率的に仕事を移行することができますし、さらに、医師の診療を手助けする IT 技術が効率を上げてくれるようになります。現時点でも、心電図の自動診断は、ほとんどの心電計に付加機能として搭載されていますし、近い将来にはレントゲン写真などの読影も AI が行うことが期待されています。

　優秀な医師はあらゆる医療現場で求められますので、病院間の移動などにかかる時間の短縮、あるいは移動そのものが不必要になる仕組みの構築が求められるようになるでしょう。COVID-19 に代表されるような感染症の治療に関しても、実際に患者さんの近くに行かなくても、診察・治療を行えるような仕組みが整備されると、防御服の着脱に要する時間の大幅な減少を見込むことができます。

　医師の働き方の効率を追求していくには、まさに DX が必要になるのです。

都道府県単位での医師確保計画の策定

医師の偏在の状況把握	医師偏在指標の算出
	医師多数区域・医師少数区域の設定

『医師確保計画』の策定

医師の確保の方針（二次・三次医療圏ごとに策定）	確保すべき医師の数の目標（二次・三次医療圏ごとに策定）	目標医師数を達成するための具体的な施策を策定する

厚生労働省「医師確保計画」ガイドラインより

05 求められている医療の質の向上

日本社会は成熟してきています。また情報の取得が容易になっているために、国民の医療に対する期待はますます大きくなってきており、求められている医療の質もどんどん高くなっているのが実情です。

◇ 少ない人数で質の高い医療

　　以前より少ない医師・看護師によって医療は展開されていますが、その少ない医師・看護師の数で、いまと同じレベルの医療提供を求められているわけではありません。いまよりさらに質の高い医療を求められているのです。つまり、医療関係者は質の高い医療を提供することのみならず、それをより少ない人数で行うことが求められているのです。

　　では、質の高い医療とは、どのようなことを指すでしょうか？

　　まずは疾患の治療成績がよくなるということでしょう。そのためには、例えば外科的手技に関しては、ロボットを用いた手術、遠隔からその道のエキスパートが手術する遠隔手術などが考えられます。薬剤に関しては、ビッグデータや遺伝子データを用いた創薬などもあるでしょう。これらはデジタル技術の粋を集めたものです。

質の高い医療の提供

患者・家族が納得し、安心して医療が受けられるよう、コミュニケーションの充実を図ると共に、都立病院の有する総合診療基盤と専門性を活かしたチーム医療を推進します。

- 患者の自己決定を尊重した医療の提供
- 複数の専門性の組み合わせによる高度な医療の拡充
- 各職種の専門性を活かしたチーム医療の推進
- 患者・家族支援と医療安全の推進

出典：都立病院新改革実行プラン 2018（東京都病院経営本部）より

さらには、疾病の早期発見などに関する医療技術の発展も、医療の質を高める大きな要素になると思われます。CT などの診断機器の発達もデジタル技術、コンピューターなどの発展によってもたらされてきたわけですが、この疾病の診断技術の向上には、例えば 1-2 節で紹介した 8K の技術やレントゲン、病理の診断のための画像解析技術の発展などが、大きく寄与すると思われます。

◇ 患者の満足度を高める

　また、医療の質の向上には例えば、外来での待ち時間の短縮、実際の治療にかかる入院期間の短縮なども入ると思います。外来の待ち時間を短縮するためのデジタル技術の発展、入院期間を短縮するための様々なデジタル技術を用いた工夫、また入院生活を支えるデジタル技術など、スタッフの人数を減らしながら、患者さんの満足度を上げていくには、DX が不可欠なのです。

　近年は、日本でも医療訴訟を起こされることが増えてきました。医療機関の明らかなミスもありますが、ときとして誤解や曲解、あるいは患者さんのせん妄状態での幻覚などによって、不当に訴えられている場合もあります。このようなときに、画像記録、特に動画記録があると公正な判断の一助となるに違いありません。ドライブレコーダーと同じような仕組みを取り入れていくことが大事になっています。

　動画を手軽に記録できるという点では、手術場面を録画するということも必要になってきています。録画されたものがあれば、それを術者が自分で見て、手技とか手順を振り返り改善していくことができるのです。また、2 章で再度触れますが、手術場面を録画して日本専門医機構に提出したものが、専門医の認定を受ける際の重要資料として扱われることもあります。

　手術や場合によっては出産場面を、患者さんの家族がいるところに映し出し、同時に録画も行うということも、百の言葉を尽くすより、家族にとっては実感を伴った理解を得ることになるかもしれません。

患者の満足度調査の事例

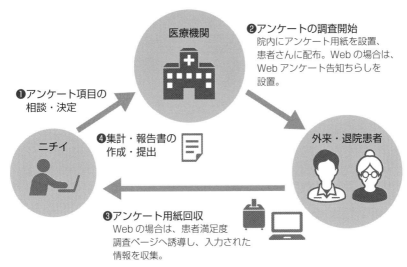

医療機関

❶アンケート項目の 相談・決定

❷アンケートの調査開始
院内にアンケート用紙を設置、
患者さんに配布。Web の場合は、
Web アンケート告知ちらしを
設置。

ニチイ

❹集計・報告書の 作成・提出

外来・退院患者

❸アンケート用紙回収
Web の場合は、患者満足度
調査ページへ誘導し、入力された
情報を収集。

ニチイ ホームページより
https://nicolink.jp/pickup/2014/post_9.html

メモ PX (患者エクスペリエンス) と PS (患者満足度)

PX* とは患者体験のことを指し、「患者中心性」を評価する手法の1つです。
また、PS* は患者の満足度を指し、患者が抱いていた期待が満たされたかどうか
を評価するものです。

＊PX　Patient Experience の略。

＊PS　Patient Satisfaction の略。

拡大する公立病院の赤字問題の解消と病院再編成の動き

コロナ禍前の 2016 年に国では、団塊世代者のすべてが後期高齢者となる「2025年問題」を見据え、地域の実情に合わせた医療提供体制を構築する地域医療構想を打ち出していました。

◇ 2025年問題とは

　　高齢化が進行する日本において、団塊の世代（1947〜49 年生まれ）約650 万人がすべて 75 歳以上に到達するのが 2025 年です。人口の多くを占めるこの世代が、医療費や介護費のかかる後期高齢者になることで、社会保障費が急増し、国家財政への影響が極度に増すといわれているのが、**2025 年問題**です（本文 18 ページ参照）。

　　政府は 2025 年問題への対応として、赤字経営が続く公立・公的病院のうち、424 の病院に再編・統合を促す計画を 2019 年に発表しています。

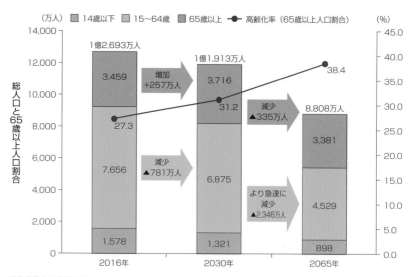

今後の人口構造の急速な変化

厚生労働省の資料より

　超高齢社会が続く中、従来の体制のままでは医療と介護を両立させながら提供し続けていくことは困難になるため、都道府県による地域医療構想の策定と医療・介護制度の改革に取り組んできました。併せて、同年の必要病床数について、急性期病床が58万床から40万床に、回復期病床が11万床から37・5万床に、慢性期病床が35万床から24万～28・5万床になると予測し、急性期・回復期・慢性期へと病床機能の分化を本格化させてきました。

　病床の減少について、日本は諸外国に比べて人口当たりの病床数が多く、入院医療費を押し上げているとも指摘され、中でも重症の人を診て医療費も高くなる急性期病床は、必要数を大きく上回っており、特に公立・公的病院は、急性期病床の削減が進んでいないとされてきたのです。

　しかし、立地しているのがほとんど過疎地で、民間では経営が成り立ちにくいからこそ公的病院に存在価値があり、赤字が発生してもそれを公費で補うのは当然——という納税者や自治体の意識は、病院に対して強く経営改善や経営努力を求めることを困難にし、慢性的な赤字を許してしまうことにもつながります。

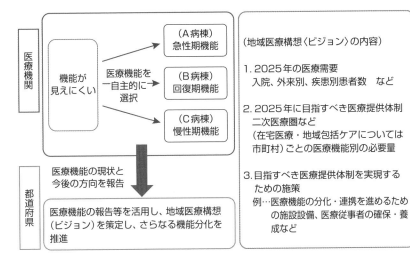

2025年の医療モデル

出典：図解入門業界研究 最新病院業界の動向とカラクリがよ〜くわかる本［第3版］、秀和システム刊

公立病院の経営は全国的にも厳しさを増し、その約 6 割が赤字だといわれています。病院の赤字は自治体の財政にも負担となってきました。公立であるがゆえに、合理化や経営の効率化が進まず、赤字が継続するという体質にあります。

◆公立病院の改革

医師不足や経営悪化に悩む公立病院が急増する事態を受け、2007 年 12 月、総務省は「公立病院改革ガイドライン」を発表し、病院を開設する地方公共団体に対して、①経営効率化、②再編・ネットワーク化、③経営形態の見直しを柱とする改革プランの策定を要請しました。再編を選択した場合には財政面での優遇措置がとられたため、多くの公立病院が統合への道を選択していきました。

ガイドラインの対象期間は 2013 年度に終了しましたが、総務省は引き続き改革が必要と判断し、2015 年 3 月に第 2 弾として新たな公立病院改革ガイドラインを策定しています。さらに、その後も「公立・公的等でなければ果たせない役割」を地域で果たしているかを改めて検証し、必要に応じて、機能分化やダウンサイジングも含めた再編・統合を検討することが求められてきました。当初は、機能の見直しについては 2019 年度中に、また再編統合については 2020 年秋までに行うという期限を設けていたのですが、コロナ禍の拡大により実施計画の見直しが検討されています（2021 年 11 月現在）。

◆地域医療連携推進法人

前記した公立病院の統合再編と並行するように、私立病院をも巻き込んだ再編への動きが、2015 年の医療法改正により創設された「地域医療連携推進法人」（旧称：非営利ホールディングカンパニー型法人）制度です。

この制度は、地域内に同じような機能を有する病院が乱立する状態は医療資源が分散して非効率だと考え、その解決策として、「競合から協調へ」「地域連携から地域経営統合へ」の道を模索した結果として考え出されたものです。

　この制度により、都道府県知事に認定された一般社団法人は、医療法人や介護事業を手がける非営利法人などを傘下に置き、一体として経営していくことが認められるようになりました。

　この新型法人は、米国のIHN *（広域医療圏統合ネットワーク）をモデルにしたものといわれています。米国には現在、600ほどのIHNがあります。その代表例である**センタラ・ヘルスケア**（バージニア州）は、センタラ・ノーフォーク総合病院を中核とし、半径100キロの中に120の医療関係施設を保有する複合事業体です。中核となる病院が周辺の医療機関を順次、経営統合により傘下に収めながら発展してきました。地元の医科大学、開業医とも連携し、機能の複合を避け、互いに補完し合っています。

▼センタラ・ノーフォーク総合病院

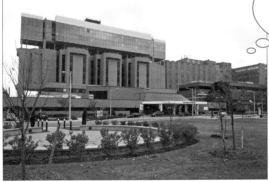

by Sichensliu

> センタラ・ヘルスケアの中核となる病院として発展しています。

　日本では、2017年4月から地域医療連携推進法人制度がスタートし、2021（令和3）年7月1日現在、28法人が地域医療連携推進法人として認定されています。これらの公立病院の再編や地域医療の再編において、キーポイントになると思われるのがDXであり、ネットワーク化や経営効率化の面から必須と考えられているのです。

　これからも地域医療連携推進法人の設立が検討されているのは、全国で40カ所近くあるといわれ、その連携の仕方も様々です。

＊**IHN**　Integrated Healthcare Networkの略。

これまでの連携を類型的に整理すると、以下のようになります。

①大病院間の連携
②中規模病院間の連携
③再編・統合を目指す病院間の連携
④独立行政法人病院と民間病院、介護施設との連携
⑤分野の異なるがん治療を中心とする連携
⑥地域の多数の診療所が1つになる連携
⑦大学病院と社会医療法人との連携
⑧大学病院と地域医療機関との連携

地域医療連携推進法人制度の仕組み

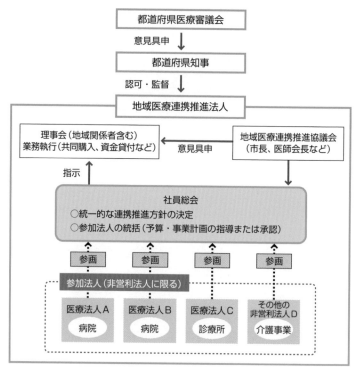

出典：図解入門業界研究 最新病院業界の動向とカラクリがよ〜くわかる本［第3版］、秀和システム刊

地域医療連携推進法人一覧

28 法人　2021（令和 3）年 7 月 1 日現在

北海道
◎地域医療連携推進法人 南檜山メディカルネットワーク
　（認定年月日：2020 年 9 月 1 日）
◎地域医療連携推進法人 上川北部医療連携推進機構
　（認定年月日：2020 年 9 月 1 日）

青森県
◎地域医療連携推進法人 上十三まるごとネット
　（認定日：2021 年 3 月 29 日）

山形県
◎地域医療連携推進法人 日本海ヘルスケアネット
　（認定年月日：2018 年 4 月 1 日）

福島県
◎地域医療連携推進法人 医療戦略研究所
　（認定年月日：2018 年 4 月 1 日）
◎地域医療連携推進法人 ふくしま浜通り・メディカル・アソシエーション
　（認定年月日：2019 年 10 月 1 日）

茨城県
◎地域医療連携推進法人 桃の花メディカルネットワーク
　（認定年月日：2019 年 11 月 29 日）

栃木県
◎地域医療連携推進法人 日光ヘルスケアネット
　（認定年月日：2019 年 4 月 1 日）

千葉県
◎地域医療連携推進法人 房総メディカルアライアンス
　（認定年月日：2018 年 12 月 1 日）

神奈川県
◎地域医療連携推進法人 さがみメディカルパートナーズ
　（認定年月日：2019 年 4 月 1 日）

岐阜県
◎地域医療連携推進法人 県北西部地域医療ネット
　（認定年月日：2020 年 4 月 1 日）

静岡県
◎地域医療連携推進法人 ふじのくに社会健康医療連合
　（認定年月日：2021 年 4 月 7 日）

愛知県
◎地域医療連携推進法人 尾三会
　（認定年月日：2017 年 4 月 2 日）

滋賀県
●地域医療連携推進法人 滋賀高島 （認定年月日：2019 年 4 月 1 日） ●地域医療連携推進法人 湖南メディカル・コンソーシアム （認定年月日：2020 年 4 月 1 日）

大阪府
●地域医療連携推進法人 北河内メディカルネットワーク （認定年月日：2019 年 6 月 12 日） ●地域医療連携推進法人 弘道会ヘルスネットワーク （認定年月日：2019 年 6 月 12 日） ●地域医療連携推進法人 泉州北部メディカルネットワーク （認定年月日：2021 年 6 月 11 日）

兵庫県
●地域医療連携推進法人 はりま姫路総合医療センター整備推進機構 （認定年月日：2017 年 4 月 3 日） ●地域医療連携推進法人 川西・猪名川地域ヘルスケアネットワーク （認定年月日：2021 年 4 月 1 日）

岡山県
●地域医療連携推進法人 岡山救急メディカルネットワーク （認定年月日：2021 年 3 月 30 日）

島根県
●地域医療連携推進法人 江津メディカルネットワーク （認定年月日：2019 年 6 月 1 日） ●地域医療連携推進法人 雲南市・奥出雲町地域医療ネットワーク （認定年月日：2021 年 6 月 16 日）

広島県
●地域医療連携推進法人 備北メディカルネットワーク （認定年月日：2017 年 4 月 2 日）

高知県
●地域医療連携推進法人 清水令和会 （認定年月日：2020 年 3 月 31 日） ●地域医療連携推進法人 高知メディカルアライアンス （認定年月日：2020 年 12 月 28 日）

佐賀県
●地域医療連携推進法人 佐賀東部メディカルアライアンス （認定年月日：2021 年 1 月 29 日）

鹿児島県
●地域医療連携推進法人 アンマ （認定年月日：2017 年 4 月 2 日）

07 病院中心の医療から、在宅医療、地域連携の医療へ 病院完結型から地域完結型へ

65歳以上の高齢者人口は2040年まで増え続けます。本来、病院のマーケットから見た場合には、高齢者の人口増加は病院へのニーズの拡大も意味してきます。

◇「地域完結型」の医療システムへの転換

　病床を減少しなくても、病院の効率化が実現すれば、経営的にも安定した病床数を維持し、存続していけるはずです。しかし、日本全体、全世代を含めて考えると、社会保障費の右肩上がりの推移は、医療・介護保険料のいっそうの上昇を招き、それに比例して自己負担の割合や額も増え、また反対にサービス給付は削られるという事態となってしまいます。

　消費増税などの財源的な手立てが行われたとしても、現在のような人手不足が解消される見込みはなく、病院・介護施設だけでは満足な医療・介護の給付を受けることは困難になります。

　そこで考えられているのが、「病院完結型」の医療から、自宅や地域でフォローする「地域完結型」の医療システムへの転換です。

地域医療構想の実現による医療供給体制の改革のイメージ

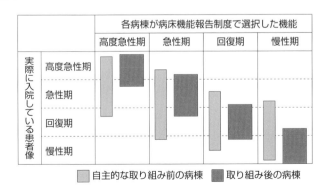

◇ 病院から在宅へ

　地域完結型の医療では、病院での治療の仕方も変わります。かつての病院での治療は、入院患者に対してなるべく短期に集中した治療を行い、回復させて社会復帰を果たしてもらう、というものでした。

　しかし、高齢化の進展により慢性疾患の患者が増えてきたのに伴い、回復には時間がかかり、長期療養が必要な患者が増えてきました。

　そのため、いわゆる急性期病院からあふれ出てくる、慢性期に移行しつつある患者の受け皿として、地域の病院と在宅医療・介護施設の充実とネットワーク化や、地域ごとに、医療・介護・予防に加え、本人の意向と生活実態に合わせて切れ目なく継続的に提供される生活支援サービス、そして住まいのネットワーク化が必須となったのです。

　言い換えると、受け皿となる病床の機能分化と連携を進め、発症から入院、回復期（リハビリ）、退院までの流れをスムーズにしていくことで、早期の在宅・社会復帰を可能にする仕組みづくりが求められるようになったのです。

　具体的には、都道府県では今後目指すべき地域の医療提供体制の姿を「地域医療構想」としてまとめています。そして二次医療圏ごとに前ページの概念図で示したような4タイプの病床それぞれの必要量を設定し、実現に向けて施策を立てます。これにより、医療の機能分化と連携を進めていくことを目指しているのです。

◇ 訪問看護師の需給とステーション経営

　訪問看護ステーションの役割も重要になっています。しかし、ステーション設立までの経緯と開設主体は多種多様で、営利法人（会社）によって設立されるケースが多くなっています。

　このほか、医療法人、医師会といった社団・財団法人などで運営されていますが、事業所収支でも、経営規模によって経営状況はまちまちで、看護職の従事者数（常勤換算）が3人未満の小規模な事業所においては経営状況が厳しくなっています。その要因としては、固定費が割高な上、看護師等の訪問スケジュールとその管理がタイトになりがちで、サービスやケアの種類が限られてしまう、などが挙げられます。

◇ 地域包括ケアシステム

　前述した病院の再編に引き続き、要介護者を受け入れ、支えていく仕組みとして作られたシステムが地域包括ケアシステムです。地域包括ケアシステムは、「介護が必要になっても、住み慣れた地域で、その人らしい自立した生活を送ることができるよう、医療、介護、予防、生活支援、住まいを包括的かつ継続的に提供するシステム」と定義されています。

　地域包括ケアの範囲は、人口1万人程度の中学校区を基本とし、市町村が中心となって、医療と介護、予防、福祉サービスを含めた生活支援サービスを提供する体制づくりを行いますが、その中核機関として各地域に存在するのが**地域包括支援センター**です。ここで地域全体の要介護者をモニターし、必要な介護サービス、医療サービスへの橋渡しを行います。

　そして、在宅での医療・介護を提供する組織として、在宅医療を主として提供する医療機関、訪問看護ステーション、訪問介護ステーションなどが整備され、発展してきています。

◇ 情報共有システムと地域支援事業

　このように地域包括ケアシステムの中でとりわけ重要な役割を持っている在宅医療・介護連携を推進するため、厚生労働省では全国の市町村に対して、新しい地域支援事業として、次の8つの事業の実施を義務づけてきました。

（ア）地域の医療・介護の資源の把握
（イ）在宅医療・介護連携の課題の抽出と対応策の検討
（ウ）切れ目のない在宅医療と介護の提供体制の構築推進
（エ）医療・介護関係者の情報共有の支援
（オ）在宅医療・介護連携に関する相談支援
（カ）医療・介護関係者の研修
（キ）地域住民への普及啓発
（ク）在宅医療・介護連携に関する関係市区町村の連携

　これらの連携をスムーズなものにするためにも、地域包括ケアにおける情報共有システムの構築が求められてきたのです。

このような在宅医療・介護連携を支えていくのに必須なものが DX です。デジタル化された患者情報のスムーズな流れと共有、さらには関係する多くの職種間での情報共有と良好なコミュニケーションの維持などに DX が必要になります。

　そのために、カルテの電子化は必須となり、保存すべき医療データの増加に伴ってクラウド化も必須になり、車に搭載したり訪問医療専門のクリニックに設置できる小型医療機器の開発も必要となってくるのです。

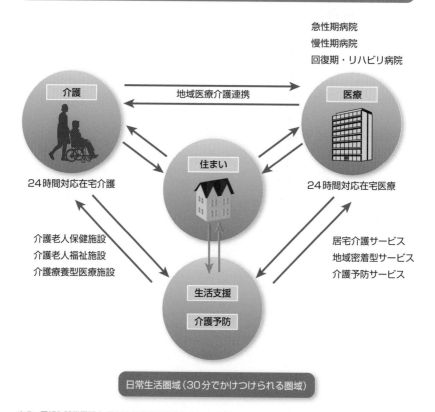

地域包括ケアシステムの概念図

急性期病院
慢性期病院
回復期・リハビリ病院

介護

地域医療介護連携

医療

24時間対応在宅介護

住まい

24時間対応在宅医療

介護老人保健施設
介護老人福祉施設
介護療養型医療施設

居宅介護サービス
地域密着型サービス
介護予防サービス

生活支援

介護予防

日常生活圏域（30分でかけつけられる圏域）

出典：図解入門業界研究 最新病院業界の動向とカラクリがよ〜くわかる本 [第3版]、秀和システム刊

◇ 変幻自在な医療供給体制の確立とその必要性から

　さらに、現代の日本の医療においては、新型コロナウイルス感染症の流行や地球温暖化に伴う気候変動に起因する大災害の頻発により、現場での医療ニーズが多様化するとともに迅速な対応が求められて、それにもやはり病院・医療のDXは必須なものになってきました。

　また、救急医療提供体制におけるデジタル対応という問題もあります。つまり、救急医療での現場の業務負担や情報共有のあり方をデジタルの力で改善しようという動きも出てきました。

　救急医療や急性期医療は、地域の病院の機能分化から必要性が明記され、地域医療連携においては中核病院がその機能を担っています。

　急性期医療現場における生産性の向上や大病院（救命センター規模）の救急外来に特化した患者情報記録と管理システムなどの整備にもDXの必要性が出てきています。

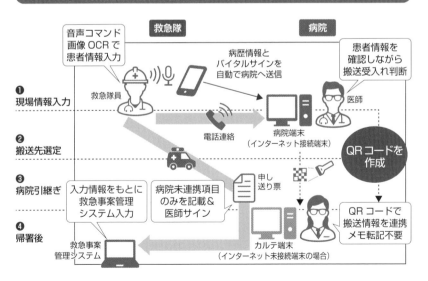

救急搬送情報連携実証事業(広島県福山市)の概要

TXP Medical 株式会社 ニュースリリースをもとに作成 （https://txpmedical.jp/）

バイオテクノロジー、遺伝子、創薬 etc.*

かつて、日本人が行った世界で最初ともいえる発がん実験がありました。信州上田出身で、東京帝国大学医学部卒業後にドイツ留学を経て病理学者となった山極勝三郎氏が行ったものです。

◆ 動物実験から遺伝子レベルの実験へ

　山極氏の実験は、コールタールをウサギの耳に塗り続けて、人工的にがんを作成するというもので、それに成功し、1915（大正4）年の東京医学会で発表されました。約100年前の出来事です。当時としては画期的で、ノーベル賞候補とまでいわれたのですが、現時点から振り返ってみると、大きな問題点があることがわかります。それは、これが長期間にわたる動物実験であるということです。動物実験においても動物の愛護を大事にし始めた現代では、同じことは決してできないだろうと想像されます。

　また興味深いのは、実験の様子や、その顕微鏡での観察所見は、なんと写真ではなく、助手の市川氏によってスケッチされたものであることです。

　生きとし生けるものを愛護していこうという動きは、現代になって加速してきています。筆者（野末）が研究生活を送っていた30年前には、動物実験の主体はラットやマウスといった小動物であり、犬などの大型動物を用いた実験はできるだけ避けようとする風潮がありましたが、それから10年ほどたつと、さらに動物実験施設が攻撃されるようなことが起こり、実験動物の愛護が叫ばれ、あるいは動物実験に関する倫理規定が整備されるようになって、実験の実施そのものに厳しい規制がかかるようになりました。

　この延長として、動物実験をできるだけ避けて、細胞を用いた実験、さらには遺伝子レベルでの実験が重視され、究極的には、実験自体がコンピューター上で行われるシミュレーション実験に置き換わってきたのです。まさに、現実空間から情報空間に実験が移ってきたのです。そして、このような実験には、高性能のコンピューターが必須であり、その存在がまさにDXに結び付いてきたといえるのです。このような動きは加速してきています。

◇ 創薬における動き

　このような動物実験からシミュレーションへの動きは、薬物開発の世界でも顕著です。かつては、効果のある植物などを求めて未開の地に探索の旅に出かけ、候補になった植物を、動物に投与したり、場合によっては自分自身に投与したりして、その効果を確認するという、まさに気の遠くなるような作業を経て、薬が開発されてきました。

　現在は、既知の薬物の構造を分析し、その中のどの構造が効果を発揮するかを推定し、その効果をより高める構造を考えて、改良した薬物の効果を情報空間の中で確かめる、という手法が多用されています。

　まさに大きな情報が得られ、いままでとはまったく比較できないレベルと数のシミュレーションが繰り広げられるのです。

　ワクチン開発も同様です。逆説的ではありますが反ワクチン運動も盛んになっている現状において、ウイルス感染症に対するワクチン開発は急務であると同時に、スピードが要求されます。

　次節でも触れますが、鶏卵を使って製造していたいままでのワクチン製造法は、安価で発展途上国でも生産可能であるという利点があるものの、製造にかかる時間が長くなる欠点があります。

　コロナ禍だけでなく、これからも必ず起こると予想されるパンデミックに対して、様々なワクチンがデザインされています。鼻への噴霧によって効果を示すワクチン、人の体内で増殖して戦ってくれる新しいタイプのmRNA ワクチンなど、枚挙にいとまがない状況です。これらはすべてデジタル技術の発展によってもたらされてきたものですが、同時にこれらの発展が社会を変革させてきていることも事実です。

＊参考サイト https://museum.umic.jp/yamagiwa/about.html

09

ウィズ・コロナ、ポスト・コロナ

地球規模の感染爆発に対して、いまや国連、WHO などは拡大防止に機能せず、むしろジョンズホプキンス大学やロベルト・コッホ研究所などの民間組織が情報提供や情報の取りまとめ分野で活躍し、期待されています。

◇ コロナ禍を契機に加速する病院・医療DXの議論

コロナ禍により民主主義の非効率な部分が露呈しています。そして、コロナ禍を契機とした DX への進化は産業構造を激変させています。

新型コロナウイルス感染症が世界中にまん延している現在（2021 年 10 月）、まさに病院・医療業界での DX が必要とされています。

その理由はまず、この感染症の病原体がウイルスだという点です。21 世紀に入った頃、「20 世紀は人類と細菌との戦いだったが、21 世紀はウイルスとの戦いとなるだろう」と予言されていました。まさにそれが今回のコロナウイルス感染拡大で現実となってしまったのです。

つまり、細菌感染症に関しては、人類が抗生物質という治療の切り札を発見したおかげで、ほぼ克服した状況なのに対し、ウイルス感染症にはいまだ決め手となる薬物療法が発見されず、21 世紀初頭はもちろん、20 年以上経った現時点でも存在していません。

とはいえ、治療薬の開発の芽は少しずつ出ています。ウイルス感染症に有効な薬剤の開発に必要なのが、ビッグデータであり、また遺伝子操作技術であると思われます。そして、これらの技術を使って、ウイルスに対する薬物を発見しようとする動きは、まさに DX の世界であり、新型コロナウイルス感染拡大に伴って、世界中で開発競争が起こっているのです。

さらには、ウイルスに対する決定的な薬物が開発されるまでは、ワクチン接種による予防、あるいは症状の軽減が重要ですが、そのワクチンそのものが、mRNA ワクチンという従来にないワクチンで、それは、遺伝子操作技術を用いて作成されており、そのために従来のワクチン開発期間より圧倒的に短い時間で完成されました。

今後もウイルスが急速に変異していくと思われますが、それに対応したワクチンの開発のスピードアップを図っていかなければなりません。まさに DX が必須な情勢です。

ウイルス感染の感染伝播様式は、接触感染が主体の細菌感染とは大きく異なります。ウイルスは粒子が小さいために、飛沫感染、場合によっては空気感染により伝播していくのですが、このような感染経路を遮断するためにも、デジタル技術を用いたシミュレーションなどが役に立ちます。マスクをした場合としない場合の飛沫の広がりなどをシミュレーションした動画などは、もうすでに目にしていることでしょう。

ヒトの細胞に感染しないと生きながらえることができない、というウイルスの特性により、とにかく人の流れを止めることが最終的な感染拡大抑止につながるわけですが、これを実現する上でも、人流の実態を把握するためのビッグデータの解析、人流を抑制するためのテレワークの推進、オンライン教育の推進など、まさにDXが求められているのです。

数年以内には現在の新型コロナウイルスによる感染爆発は抑えられていると思われますが、今後もこのようなウイルスの出現は繰り返されるでしょう。

人々の往来が盛んな世界では、感染拡大を抑えることは至難の業だと思われます。しかし、それを可能にするものこそDXだと考えられます。

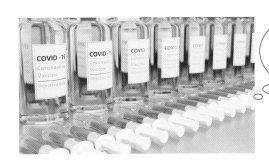

ウィズ・コロナ、ポスト・コロナで、ますますDXの必要性が求められてきました。

メモ mRNA ワクチン

ウイルスのタンパク質を作るもとになる遺伝情報であるmRNA（メッセンジャーRNA）の一部を注射し、人の身体の中で、この情報をもとに、ウイルスのタンパク質の一部が作られ、それに対する抗体などができることで、ウイルスに対する免疫ができます。この方式によるファイザー社および武田/モデルナ社のワクチンは「mRNAワクチン」と呼ばれています。

◇ ポスト・コロナと医療提供体制の改革

　現在、国の社会保障審議会・医療部会においては、新型コロナウイルスの感染拡大防止とワクチン接種など、その対策を契機に、日本の医療提供体制の課題がより明確になったとして、ポスト・コロナの時期を探りながらも、医療提供体制の改革を加速化させようという動きが出てきました。

　これまで課題として指摘されてきたことは、

・地域医療構想の実現による機能分化・連携の強化
・地域間・診療科間の医師偏在の解消
・医師をはじめとする医療従事者の働き方改革を通じた健康確保

などで、これらの課題解消を加速化していこうという動きです。

　これに加え、政府ではデジタル庁の発足に合わせて、コロナ禍前にロードマップなどが示されていた「データヘルス改革」の集中的な改革期間を定めようという動きにもなってきました。データヘルス改革においては、次の3つの取り組みを、「断行する」という考え方で強調しています。

データヘルス改革における取り組み

① EHR＊（全国の医療機関で、患者個々人の、薬剤・手術・移植・透析などの情報を確認できる仕組み）の構築と運用
②電子処方箋の運用
③ PHR＊（国民一人ひとりが、自分自身の薬剤・健診情報を確認できる仕組み）の運用

　さらに、これら3プランのベースとなる**オンライン資格確認等システム**の普及も進められていくとされています。

　診療情報は保護の必要性が極めて高く、「他人に知られたくない」という患者自身の思いを重視しなければなりません。

＊EHR　Electronic Health Record の略。
＊PHR　Personal Health Record の略。

医薬品情報などについては、患者自身が「知られたくない」としても、重篤な副作用の可能性がある薬を投与してしまう事態を考えた場合には、EHRなど、患者の「共有してほしくない」と考える診療情報をどう取り扱うかが課題となっています。

◇ 医師偏在への対応

さらに地域間・診療科間の医師偏在の問題は、新型コロナウイルス感染症への対応体制に、よりダイレクトに影響を及ぼしています。今後の医療ニーズの変容状況によっては、必要病床数の確保だけでなく、地域に必要な医師の数や診療科ごとに必要な医師の数も変化することから、各都道府県による「医師確保計画」の作成や「遠隔診療」などの動きも注目されます。

また、医師の働き方改革についても、現在迫りつつある医療崩壊への対策などを踏まえて、検討をどう進めていくべきかが問われています。

勤務医について「超過重労働が一部にある」ことが指摘され、2024年4月から新たな時間外労働上限の適用（原則として960時間以内、例外的に救急病院などでは1860時間以内）や、健康確保措置の実施（勤務間インターバルや連続勤務時間制限など）が実施されます。

このように、公立病院改革では、地域医療連携や地域包括ケアシステムというステージで、個々の病院が果たすべき機能を、最新のICTなどのネットワークでどう発揮するか、また個々の病院内の医師をはじめとする医療従事者の働き方改革でも、地域のネットワークの中でいかに実現し、それを病院経営にどう活かすかを考えることが必須となってきました。

メモ　オンライン資格確認等システム

オンライン資格確認等システムは、全国民の資格履歴を一元的に管理し、患者のマイナンバーカードのICチップ、もしくは健康保険証の記号・番号などをもとに、加入している医療保険などをすぐに確認できる仕組みです。

人の歩みとデジタル化の流れ

　筆者の1人は60代半ばで、ちょうど1Gが実用化された1979年は20歳を少し過ぎたところでした。それから40年。筆者の人生とこのデジタル化からデジタルトランスフォーメーションに至るまでの過程がちょうど重なり、とても幸運だったと感じています。

　2GのPHSを購入したのはなんとプールサイドでした。それまで医師である私はポケベルで呼び出され、公衆電話まで走っていったものですが、プールサイドで遊んでいるときにPHSが目に飛び込んできて、その場で購入したのです。なんでプールサイドで販売していたのかわかりませんが、遊んでいてもすぐに病院と連絡がとれるということに、たまらない魅力を感じたものです。

　また、26歳になった頃にはNECのパソコンが個人でも手に入るようになり、薄給で非常に厳しかったものの、清水の舞台から飛び降りるつもりで50万円ほどをかけて買いました。

　35歳のときに米国留学をしましたが、まさにインターネットの黎明期でした。パソコン通信とインターネットの違いがまったくわからない筆者に、MITでインターネット通信の最先端にいた米国人が「ネットスケープ」というブラウザーについて必死になって筆者に説明してくれました。しかし英語力が十分ではなかったのと、そもそもデジタル通信に関しての知識がまったくなかったため、言っている内容がわからなかったことを思い出します。

　ブラウジングとは何かについてようやく理解できるようになったのは、2年間の留学を経て日本に戻りWindowsの世界に入って、「インターネットエクスプローラー」を当たり前のように使うようになってからでした。

　そして現在、この本の執筆においては、音声入力を活用しています。これは画期的な機能で、タイピングがあまり得意でない筆者はとても助かっています。現代の若者はキーボードを使用する機会がとても少なくなっているのではないでしょうか。筆者もどんどんトランスフォーメーションしていきたいと思っています。

2 病院・医療業界の 現状と課題

日本の病院・医療業界のDXがなかなか進まない理由の1つに、忙しすぎる医師のDXに対する理解度の遅れと、そのためにプラットフォームがなかなかできあがらないという問題があります。さらには、巨額な投資になると見られているDXに病院管理者や経営者が二の足を踏んでいる、という経営の内側にある問題が関係しています。

医療IT化、ICT化の始まり

病院経営にいち早く革新をもたらした医療の IT 化の動きは、1970 年代のレセプトコンピューター化の実現までさかのぼることができます。

◇アナログ経営からデジタル経営へ

　レセプトコンピューターが導入されたあとの 1980 年代には、病院各部門からのオーダーエントリーシステム（オーダーリング）のコンピューター化が始まりました。事務部門だけの OA（オフィス・オートメーション）化ではなく、院内各部門からの依頼業務のコンピューター化も実現し、やがて院内ネットワークへと発展していきました。

　日本では 1999 年にカルテの電子化が認められ、電子カルテシステムが正式に誕生しました。これを機会に国では積極的に医療分野における IT 化、あるいは ICT 化の政策を次々と打ち出してきました。

　情報通信網の整備に合わせ、「カルテの電子化」をはじめとして「レセプトのオンライン請求」「フィルムレス」など、病院内の業務の流れが「アナログからデジタルへ」の時代に一気に移行したのです。

　電子カルテの正式承認と共に、多くの電子カルテメーカーが誕生し、外資のメーカーも日本の病院市場に参入してきました。

　国では 2001 年から「保健医療分野の情報化に向けたグランドデザイン」を策定し、5 年後の 2006 年までに「400 床以上の病院および診療所の6 割に電子カルテを導入」するという目標を掲げました。しかし、国の目標達成にはその後 10 年近くの時間がかかりました。

　主たる理由の 1 つが、導入コストおよび費用対効果の問題です。導入時のイニシャルコストの高額化と共に、導入後の保守料や 6、7 年ごとにかかるシステムの更新料などがあり、トータルでの費用対効果が問われていました。

　一方で、電子カルテの導入よりも先に、医事会計システムへの投資の方がレセプト請求の効率を大幅に改善しました。

またオーダリングシステムも、各部門への伝達プロセスを大幅に改善することで費用対効果が見えるかたちとなることから、多くの病院では、電子カルテの導入より先にレセプトのオンライン化に取り組みました。

レセプトのオンライン請求が電子カルテより早く普及したのは、国が、それまで紙の請求書を用いていた診療報酬請求の手続きを、光ディスクや電子情報処理組織（オンライン請求）で行うことを認めたためです。また、電子レセプトを普及させるための補助金制度もあり、一気に普及が進みました。

医療現場においては、2008年に国が「電子画像管理加算」という診療報酬点数を新設したことにより、それまでのレントゲンフィルムを画像データに変換してサーバーに保存することで、加算を算定できることになりました。この点数が登場したことで、フィルムレスが急速に普及しました。

日本の医療IT化の歴史

1960年代	電子計算機の一般化により、医事業務における診療報酬請求計算の電算化も始まる。
1970年代	医事会計の時間短縮と効率化のためのレセプトコンピューターの開発。臨床検査部門や薬剤部門、放射線部門などの中の医療機器の情報化が始まる。
1980年代	部門システムやオーダーリングシステムの開発。大規模病院の部門内の情報システム化や医事会計システムなどが普及。
1990年代	電子カルテシステムの開発。遠隔医療などシステムが活発化。計算機技術としてはクライアント・サーバー技術が登場し、インターネット技術と共に定着する。
2000年代以降	地域連携システムの開発。「保健医療分野の情報化グランドデザイン」の公表。レセプトのオンライン請求の義務化。電子画像管理加算というPACS（医療画像管理）の普及促進のための点数が新設され、フィルムレスの流れが進む。

出典：図解入門業界研究 最新病院業界の動向とカラクリがよ～くわかる本［第3版］、秀和システム刊

◇ 公立病院の事情

　地方自治体が経営する公立病院の IT 化や ICT 化は、大学病院や民間病院より遅れて始まっています。公立病院の場合は、病院新築時には建物と共に、新しいシステムへの投資には国からの補助金などもあり、比較的予算が通りやすかったのですが、導入後の保守費や更新設備への投資となると、単年度会計主義の自治体においては議会の承認なども必要で、手続きにけっこう時間がかかっていました。さらに、赤字基調が続く病院においては、更新投資の理解を得るにもなかなか難しいものがありました。

　自治体財政においては、更新投資としてリースなどによる調達も考えられてはいたのですが、長く不得手なものでした。民間病院のように設備更新のための積立などもあまりなじまず、追加投資、更新投資においても、ほとんど一般会計における予算措置が主で、議会説明などに時間がかかっていました。

　病院会計の仕組みが複雑になったり、収支の金額も大きくなるにつれ、自治体の一般会計に含めて考えることは難しくなり、ほとんどの公立病院では特別会計に組み入れたり、別の行政法人にしながら財政的な措置を行うようになってきました。

　また IT 化にあたり、人事の面でも、自治体職員として人事異動の対象になるなど、IT 専門スタッフの配置には難しいものがありました。

◇ 医療現場でのITリテラシーの問題と医師、スタッフ不足

　このように、医療機関では重要書類に当たるカルテやレセプト、フィルムなどをアナログからデジタルへシフトする意味からも、院内のペーパーレス化を進め業務の効率化と院内の情報共有化に向けてネットワークの整備へ向かおうという機運が生まれてきました。

　しかし、電子カルテに限らず、IT 化そのものの遅れについては、医療現場での IT リテラシーの不足という問題が指摘されるようになりました。

　すなわち、事務部門と違って医療現場ではスタッフがパソコンを必要とする機会もなく、またパソコンをうまく操作できなくても診療業務はふつうに行えるという意識が強く残っていたからです。

　さらに、患者の増加と反比例するかのように、医師やスタッフの不足が顕著となり、さらには非常勤医師も増え、前任の病院や兼務する病院とのベンダーの違いやシステムの違いもあって、医療現場のスタッフが数ある院内のシステムに習熟するまでに多くの時間がかかることも、システム導入の障害になっていました。

　院内全体のIT化をコーディネートする医療IT専任担当者（医療情報技師）の不足も問題になっていました。とりわけ公立病院では、県庁や市役所から定期異動で配属されることが多く、公務員特有の3年くらいの人事ローテーションでは、医療ITに専門的に携われる人材の確保は難しく、またそのスキルもまたなかなか育成できないという事情がありました。

　国立の大学病院や民間の大病院であれば、ITスキルを持った人材の確保もできますが、そのスタッフ以前に、医師や看護師を確保することが優先の病院では、院内に医療IT担当者を配置できず、電子カルテの導入も遅れていました。

　このような医療現場でのITリテラシーの問題は、現在の病院DXを進める上でも課題の1つとなっています。

医療情報技師の検定試験概要（2019年度）

受験資格	特になし
受験科目	情報処理技術　　　（50問、100点満点） 医療情報システム　（60問、120点満点） 医学・医療　　　　（50問、100点満点）
試験方法	各科目とも5択のマークシート方式
受験料	15,000円（税込）　※科目合格者の受験料：13,000円（税込）
試験会場	北海道、宮城県、東京都、新潟県、石川県、愛知県、大阪府、岡山県、広島県、香川県、福岡県、鹿児島県、沖縄県
試験日	8月下旬
合格発表日	10月上旬

※ 2020年度は中止になっています。
出所：医療情報技師育成部会「医療情報技師能力検定試験実施概要」より作成。

新しいデジタル技術導入への抵抗を感じる医療スタッフ

医療の現場では、DX に至るまでのデジタル化技術をスタッフが身につけることは必須であるものの、なぜか ICT などの知識が不十分で機器の操作にも不慣れな人が多いというのが現状です。

◇ 先端科学技術に支えられているはずの医療現場

　日本の医療には世界でも最先端の科学技術が投入され、医療機器などは日々目覚ましい進歩を遂げています。しかし、システムが多いわりには、インターネットテクノロジーの持つ力があまり活用されていないという指摘もありました。相変わらず病院では、半日待たされて診察は 3 分などと冷やかされているのが現状です。対面診療では検査結果を聞くだけという場合も外来受付で長時間待たされるというのがざらで、予約しても時間どおりとはならず、会計は現金のみという医療機関もいまだに多くあります。

　前述したように、電子カルテの普及率もまだ 3 割程度で、圧倒的に多くの病院や医療機関ではまだ紙のカルテが利用されているのが現状です。

　ここで改めて、新型機種も含めてどのようなシステムが病院に導入されているのか、主なものを紹介しましょう。

　まず医療現場では、「電子カルテ」「オンライン診療・服薬指導アプリ」、診療科目によっては「睡眠時無呼吸症候群の遠隔モニタリング診療サービス」などの専門機器、「クラウド型画像管理サービス」「クラウド型検査データ管理」「Web 問診システム」「クラウド型健診システム」など。

　事務管理部門では、「レセプトコンピューター」「業務改善プラットフォーム」「メールシステム」「顧客管理サービス」「院内・院外コミュニケーション・LINE」「チャット、ビデオ通話アプリ」「サブスクリプションの Word や Excel」「ファイル共有のクラウドサービス」「スマホが鍵になる入退室管理」「クラウド型勤怠管理」「人事労務・会計業務のオンラインシステム」など。

　これらの最新システムが導入されながら、なぜ、いま DX が問われているのでしょう。

病院内で稼働しているシステム

病院関係者・共通
電子カルテシステム（カルテ閲覧・記載）

医師
オーダリングシステム
手術管理システム
麻酔管理システム
PACS（医療画像管理）システム

保健師、助産師、看護師
看護支援システム

薬剤師
調剤支援システム

診療放射線技師
放射線システム
PACS（医療画像管理）システム

臨床検査技師
検体検査システム
生理検査システム
輸血管理システム
細菌検査システム
病理検査システム
PACS（医療画像管理）システム

臨床工学技士
透析管理システム
高度医療機器管理システム
PACS（医療画像管理）システム

理学療法士・作業療法士・言語聴覚士
リハビリシステム

管理栄養士
給食システム（割烹など）

歯科衛生士
歯科システム

視能訓練士
眼科システム

MSW・地域連携スタッフ
紹介患者管理システム
地域連携システム

医師事務作業補助者
業務内容
・ 診断書・紹介状の作成
・ 電子カルテへのカルテ入力
・ 処方・検査・処置のオーダー
・ 診療予約
・ 診療データの整理
・ カンファレンスの準備や資料作成

オーダリングシステム
診断書作成システム

医事スタッフ
業務内容
・ 患者基本情報の登録
・ 受付・予約・自動再来受付の管理
・ 待ち受け画面表示
・ 病名管理（登録）
・ 診療行為の入力・データ収集
・ 診療報酬額の計算、自動算定機能の操作確認
・ 会計、自動入金機械の管理
・ 収入金、未収金の管理
・ 入退院管理
・ 診療報酬明細書の作成
・ 診療報酬明細書の発行
・ 総括・統計データの作成
・ オーダリングシステムとの連動
・ マスタデータの更新

医事・会計システム

診療情報管理士
病歴情報管理システム

資材・SPD スタッフ
在庫管理システム

チーム医療共通
褥瘡管理システム
感染管理システム
安全管理（インシデントレポート）システム

◇ 忙しすぎる医師たち

　医師の中には、いまだにスマホではなく、もう間もなく停止される 3G を使ったガラケーを用いている人がいたりして、驚くことがあります。

　電話は通話のためにあるという概念から抜け出すことができないのです。それが LINE などの SNS の普及によって、スマホを用いた通信によるコミュニケーションがプライベートの場面では一般的になり、少しずつ ICT 機器が浸透してきた感じです。

　このように、新しいデジタル技術の導入が、なぜ医療スタッフの間では遅いのでしょうか。その背景について考えてみたいと思います。

　まずは、デジタル技術の進展が速すぎて、忙しすぎる医療スタッフがその変化についていけないということがあります。

　最も身近で、しかも多くの機能があって、いまでは最も重要な ICT 機器であるスマホについて振り返ってみると、スマホの代表格である iPhone は 2008 年の 7 月に初めて日本で販売されたのです。2021 年の本書執筆時点からさかのぼることわずか 13 年前です。デジタルネイティブ世代といわれるのは 1995 年生まれ以降の人たちですので、2021 年の現在でさえ、20 代の後半にやっと入ってきた人がいるという状況なのです。ご存じのように、医学部を卒業する 6 年生が 24 歳。その後いわゆる見習い期間である初期研修の 2 年間があるので、デジタルネイティブな医師がいままさに、臨床場面に出てきたところなのです。

　個人的に ICT 技術について特別な関心があり、積極的に取り入れてきた一部の医療関係者を除いて、大部分の医療スタッフが ICT 機器に不慣れなのは必然的なことなのです。

　それがスマホの普及、そしてそれを用いた SNS の普及によって、プライベートの場面でスマホが使われるようになり、モバイル機器については状況が変わってきました。しかし、いわゆるパソコン上で動くソフトを使った ICT については、まだまだ遅れているのが実情です。その理由は、職場でしかパソコンに触れないということにあると思われます。

✧ デジタル化されたものへの抵抗

　そして職場で触れる場合も、電子カルテの記入などが主たるもので、そのソフトだけが使えるというレベルにとどまっているのです。

　他の業種の企業のようにノートパソコンの支給があるわけでもなく、またいわゆるオフィスソフトの使用法などについての教育が行われるのでもなく、また、個人的にそのような技術・知識を身につける時間的余裕があるわけでもなく、八方塞がりの状況だったのだといえます。

　付け加えると、医師も看護師も、金銭的余裕は他の大企業の社員と比較すると少なく、個人的にパソコンをどんどん買い替えて、新しい技術に追い付こうとしているスタッフはごくわずかなのです。

　また、医師や看護師の中には、デジタル化されたものに対して、人間性を失ったもののように捉える風潮があることも否めません。

　例えば、手紙は手書きでなければいけないとか、患者さんの思いや考えを聞くときは録音などをしてはいけないとか。効率性を求めることに対して何か後ろめたいことをしているような感覚にとらわれる人が多いような気がしています。

　本来、ICT技術は、それを活用することによって、患者さんと良好なコミュニケーションをとったり、診察を丁寧に行ったりすることができるように、他の仕事を効率的に行おうという趣旨で開発されたのですが、そのことを理解できない人が多いように思われます。

　一方では、いわゆるデジタル技術（ICT）もまだまだ発展途上です。ICT技術に疎いスタッフでも抵抗なく使いこなせるように、ユーザーインターフェイスが発達すればいいのですが、まだまだ道半ばだと思われます。

　例えば、データや文章の入力方法ひとつをとっても、いまだにキーボードからの入力が主流ですが、実はこの書籍の執筆には、音声入力も多用しています。このような入力システムの発展などが、個人レベルでのICT機器利用を促進していくのでしょう。

医師の労働時間短縮への動き

	時間外労働時間の 年間上限
一般の労働者	**960**時間
一般の勤務医	**960**時間
地域医療の核となる医療機関の勤務医	**1860**時間 （2035年度まで）
専門性や技能を高めようとする 若手勤務医	**1860**時間

医師

※年間上限には休日の勤務も含む

義務化
・連続勤務は28時間まで
・勤務間インターバル9時間以上
・インターバルを確保できなければ休暇を取得

●週勤務時間100時間のケース

削減可能時間

| 当直待機
7.8時間 |
| 診療外
18.8時間 |
| ICU
41.3時間 |
| 病棟 |
| 外来
15.1時間 |
| 手術
17.0時間※ |

〈考えられる対策〉
医療機関間の連携、機能分化
労働時間管理の適正化
会議などの効率化
タスクシェア・シフトにより削減
タスクシェア・シフトにより削減
タスクシェア・シフトにより削減
削減できない時間

（週勤務80時間のケース）

| 当直待機
時間 |
| 診療外
時間 |
| ICU |
| 病棟 |
| 外来 |
| 手術
17時間 |

※外科医の場合(内科医
などの場合も内視鏡な
どの手技が該当)

週100時間勤務の場
合、削減可能時間を約
25％削減できれば、週
80時間水準が達成可能

出典：図解入門業界研究 最新病院業界の動向とカラクリがよ～くわかる本 [第3版]、秀和システム刊

情報発信の難しさと「広告規制」

1-3 節で、医療に関する情報が閉鎖空間から情報空間に開放されつつあることに言及しましたが、この波に医療機関が積極的に乗ることができないようです。

◆ 医療機関に対する広告規制の存在

　その要因として、筆者は医療機関に対しての広告規制の存在が大きいと考えています。つまり、データをデジタル化して広く使えるようにしても、それを営業のために使ったり、広告宣伝のために使うことに、かなりの制限が加えられているため、患者さんの獲得という、直接的な経済効果に結び付かないのです。のちに述べるように、病院・医療機関の経営改善には、業務改善などを通じて大きく役立つのは間違いないのですが……。

　広告規制について、少し詳しく説明します。厚生労働省の医療広告ガイドラインでは、2017（平成 29）年の改正時に「医療に関する広告は、患者等の利用者保護の観点から、次のような考え方に基づき限定的に認められた事項以外は、原則として広告が禁止されてきたところである」とされ、その理由がまとめられています。

①医療は人の生命・身体に関わるサービスであり、不当な広告により受け手側が誘引され、不適当なサービスを受けた場合の被害は、他の分野に比べ著しいこと。

②医療は極めて専門性の高いサービスであり、広告の受け手はその文言から提供される実際のサービスの質について事前に判断することが非常に困難であること。

　今回の広告規制の見直しにあたっては、こうした基本的な考え方は引き続き堅持しつつ、規制対象を「広告その他の医療を受ける者を誘引するための手段としての表示」に拡大する一方、患者等に正確な情報が提供されその選択を支援する観点から、医療に関する適切な選択が阻害されるおそれが少ない場合については、幅広い事項の広告を認めることとした」となっているのです。

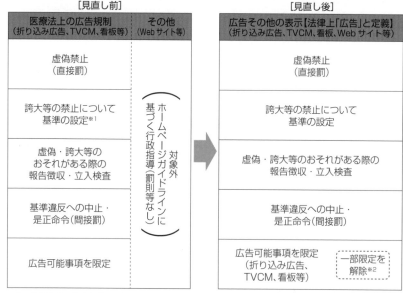

医療法改正による広告規制の見直し（2018年改正）

[見直し前]

医療法上の広告規制 （折り込み広告、TVCM、看板等）	その他 （Web サイト等）
虚偽禁止 （直接罰）	ホームページガイドラインに基づく行政指導（罰則等なし）対象外
誇大等の禁止について 基準の設定※1	
虚偽・誇大等の おそれがある際の 報告徴収・立入検査	
基準違反への中止・ 是正命令（間接罰）	
広告可能事項を限定	

[見直し後]

広告その他の表示【法律上「広告」と定義】 （折り込み広告、TVCM、看板、Web サイト等）
虚偽禁止 （直接罰）
誇大等の禁止について 基準の設定
虚偽・誇大等のおそれがある際の 報告徴収・立入検査
基準違反への中止・ 是正命令（間接罰）
広告可能事項を限定 （折り込み広告、TVCM、看板等）　一部限定を解除※2

※1　比較広告、誇大広告、客観的事実であることを証明できない内容の広告、公序良俗に反する内容の広告を禁止

※2　患者による医療に関する適切な選択が阻害されるおそれが少ない場合は、省令で限定列挙規制の例外とすることができる。詳細については、医療関係者、消費者代表等を含む検討会において議論してもらう予定（一定の条件を満たす Web サイト等を想定）

　つまり、Web サイトに掲載した内容も広告規制の対象とする代わりに、医療に関する適切な選択が阻害されるおそれが少ない場合には、幅広い事項の広告を認めるといっているのです。

　しかし、従来からの原則（虚偽広告、比較優良広告、誇大広告、公序良俗に反する広告、広告が可能とされていない事項の広告、体験談の広告、治療などの前またはあとの写真など）は原則として堅持されており、より注意深く対応していかなければならないのです。そこは、監督官庁がどのように判断するかわからないところなので、各医療機関は手探りで広告をしているのが現状です。

　この広告規制については別の側面もあります。いわゆる医療機関ではない民間の組織は、広告規制を受けないために、かなり自由に広告宣伝を行

うことができます。例えば、服用したときの体験談などを、毎日、新聞、雑誌などの広告欄で目にするのではないでしょうか。薬品ではなく、食品として認可・分類されているサプリメントのようなものは、服用前後の体型の変化なども、ほとんど規制のない状態で広告できるのです。

それに対して、例えば、医療機関で抗がん剤を使用して治療した場合の著効例などの表示には、かなり気をつけなければなりません。しっかりとしたエビデンスがあるのに広告できないというのは、かなり不利な状況です。

この影響は非常に大きなものです。もちろん、虚偽の広告は許されるべきものではありませんが、正当に宣伝することは標準的な医療を進める上で、また医療知識の普及のためにも許されてしかるべきと思われます。

◇ SNSでの情報発信

SNS 上で、個人の意見を表明したり、個人が収集したデータを解釈と共に公表する動きが顕著になってきています。医師などの医療関係者が行うこともあれば、まったく医療関係者ではない人たちの投稿も目立ちます。医療関係者ではない人たちは、ある意味責任をとらなくていいので、自由奔放に投稿されることも少なくありません。

そのような場合は、陰謀説に傾いていたり、無用な不安をあおったり、誰かをつるし上げたりしがちです。そのため、心ある医療関係者の中からは、SNS での発言を控える人たちが出ています。残念なことです。

信用のおける情報を、広告規制をクリアしながら、SNS 上でどのように展開していくか。それを考えていくのが今後の医療機関では必要なことだと思われます。

◇ 医師の約半数がSNSを利用

産業医向けの情報サイト「Dr.Life なび」編集部が 2019 年に、サイト会員の医師向けに、「SNS の利用状況に関するアンケート」を実施し、医師が日頃、どのように SNS を利用しているのか調査したことがあります。

回答した医師のうち約半数が SNS を利用し、その中で 79.5% が Facebook、39.4% が Twitter、27.3% が Instagram を利用しているといいます。

また、SNS を利用している医師の中で、「アカウントを実名で利用している」医師は 35.6% で、「SNS を不特定多数に公開している」と回答した医師は 22.7% でした。さらに、医師であることを SNS 上で公開している人は 36.4% にとどまり、6 割以上の医師が、医師であることを公開していないことがわかりました。医師であることを公開している人の理由には「医師同士の交流のため」「医療関係の情報収集のため」などが挙げられました。

　米国には、2010 年 11 月に設立された医師 (医学生含む) 専用のソーシャルネットワーク Doximity（ドクシミティ）があり、創業わずか 1 年にして 50 万人の登録会員を集めるという急成長を遂げ、2021 年 6 月には IPO（新規上場株式）を果たしています。会員限定のクローズド・コミュニケーションツールで、医師同士であっても、通常の電子メールや従来のセキュリティの低い SNS では話し合うことのできなかった患者情報や診療情報も、共有・協議できる「場」を作り上げています。医師がパーソナライズされた医学情報を取得できるようにしているほか、医師同士がつながったり、業界の動向を把握したりするのに役立っているとのことですが、ときに医師による誤情報も見られるなど、ネットリテラシーが求められるのはどこの国も同じです。

医師と患者をつなぐ病院SNSが登場

病院SNSを開設しました。

平素は当院の診療及び、医療連携に格別のご高配を賜り厚く御礼申し上げます。
この度神戸徳洲会病院は各種SNSを開設致しました！

Facebookページでは講習会や講演会情報を投稿します。

公式Facebookページ

インスタグラムでは、病院の日常について投稿しています。

インスタグラム

ツイッターでは、冨田院長の
毎日8時に開催される会議「8時会」や朝礼での発言を引用して投稿します。

ツイッター

今後とも神戸徳洲会病院をよろしくお願い致します。

患者とのコミュニケーションを重視する病院が増えています。

神戸徳洲会病院ホームページ（https://www.kobetokushukai.org/）より

⓸ 個人識別番号に対する国民の アレルギー的反応

デジタル技術を用いた医療提供や国民全体への効率的な医療の提供などに、国民全員の識別番号は必須です。これがないために、様々な場面で不都合が生じてきました。

◇ 消えた年金問題

　　国民に大きな影響があったのは、かつての「消えた年金問題」や最近では「コロナ禍でのマスク不足問題」「ワクチン確保問題」などだと思います。

　　消えた年金問題（年金記録問題）に関して、改めて日本年金機構のホームページより引用してみます。(以下引用)

　「平成 19 年、年金手帳などに記載されている基礎年金番号に統合されていない記録（持ち主不明の年金記録）約 5095 万件の存在が明らかになりました。この記録は、平成 9 年にそれまでそれぞれの公的年金制度ごとに異なる番号で管理していた年金記録を基礎年金番号に統合した際に、様々な理由により古い番号のままで残っていた記録でした。

日本年金機構のホームページ

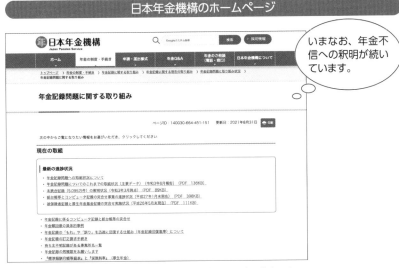

いまなお、年金不信への釈明が続いています。

https://www.nenkin.go.jp/service/nenkinkiroku/torikumi/torikumijokyo/
20150501.html より

また、このほか、紙台帳などで管理していた年金記録をコンピューターに転記する際に、正確に転記されていないケースなども見つかっています」

　つまり、公的年金制度ごとに異なる番号で管理していたという問題が根底にあり、その統合のときに、氏名を基本としていたために、漢字がわずかに異なっていたり、読み方が違っていたりしたことによって、名寄せができず、宙に浮いてしまった記録が5000万件もあったということです。
　もし、国民一人ひとりに識別番号があったなら、このようなことは起こりにくかったに違いありません。

◇ 健康保険証番号の問題点

　最近の話題として記憶に新しいのは、新型コロナウイルスの感染拡大の初期におけるマスク不足ではなかったでしょうか？　日本では、すべてのお店の店頭からマスクが消え、「アベのマスク」と揶揄されてしまった布製のマスクが配布されました。
　それに対して台湾では、すべての国民につけられた識別番号（全民保険制度）ごとに、薬局の店頭で決められた枚数のマスクを購入できるよう、その番号を使って実名で購入するように、関係する全部局を横断的に調整してシステムを作り上げていったのです。
　日本でも、健康保険証の番号（被保険者記号・番号）はほぼすべての国民に付与されているのですから、これを識別番号として利用することができれば、同じようなシステムは構築できたかもしれませんが、残念ながら実行されませんでした。それには様々な背景がありますが、まずは番号自体、国が管理しているのではなく、国民健康保険の場合は地方公共団体が付番し、社会保険加入の場合は企業（勤め先）が付番していますので、そもそも国が一元的に管理することはできなかったのです。
　本書執筆時点でも、ワクチン接種にあたっての接種券番号を新たに作って対応しています。もし、識別番号とそれに紐づけられたある程度の個人情報があったら、どんなにスムーズに物事が運んだことでしょう。ワクチン接種では、ワクチンパスポートの交付も議論されています。

◇ 国民背番号制度など

　国民全員に識別番号を付与することに対しては、根強い反対があることも事実です。いろいろな理由が述べられていますが、現実問題としては、識別番号を有することが DX には必須であるため、後戻りはできないと思います。

　実際、国民一人ひとり、すでに多くの番号を付与されています。医療界においては先ほど述べた保険証番号、年金関連では基礎年金番号、そして税金関係ではマイナンバー、とたくさんあります。

　国民の識別番号の性格として、社会保険制度給付と保険料納付の状況を管理するために番号を付与するタイプには保険証番号と基礎年金番号が該当し、住民登録に基づいてすべての国民に番号を付与する身分証明書タイプにはかつての住基ナンバーや現在のマイナンバーが該当します。さらには納税管理を目的に、国税庁など国家当局が利用するタイプとして、かつての納税者番号制度、そして現在のマイナンバーが該当し、国民の識別ナンバーとしての機能がほぼカバーされているのです。

　このように考えると、これら 3 つの既存の番号（保険証番号、基礎年金番号、マイナンバー）を統一することが必須であり、国民の利益にも直結すると思われますが、現時点で統一できていません。省庁間の既得権益を守りたいという動き、行政の縦割り制度などが大きな影響を与えていると思われます。

　加えて「このような番号付与はプライバシー保護の観点から到底受け入れられない」とする、いわゆる人権保護の見地からの主張があるのも事実です。このあたりの議論も重要ですが、個々の国民に、すべてを網羅した識別番号を付与することは、DX 推進に不可欠だと思われます。

　コロナ禍を機に社会全体の仕組みが変わることによって、国民識別番号が必須のものとして認知され、普及・利用が促進されることを医療の立場からは願っています。

◇ マイナンバーカードへの国民の意識

　NTT データ経営研究所の、デジタル庁創設を契機とした「利用者視点」のマイナンバーカード活用に向けた意識調査では、有効回答者数 1079 人のうち、マイナンバーカードの取得状況では 54.3％が「取得済み」と答え、「取得意向がなく取得していない」が 32.3％、「取得意向があり取得予定」が 13.3％だったと発表されています。

　しかし、利用したいマイナンバー活用サービスは「特にない」が最多で、また 20 代の取得率が低く 49.1％、取得していない理由としては「特に理由はない」が一番多く、30.9％となっています。

　さらに、マイナンバーカードを活用したサービスで「利用したい既存公共（行政）サービス」は、「コンビニ交付サービス」が 37.0％、「eTaxオンライン確定申告サービス」が 23.9％、「自己情報表示サービス」が 12.4％、「外部サイト連携サービス」が 11.5％、「公金決済サービス」が 9.5％となっているものの、「特にない」が 46.3％で最も多くなっています。

　「新規サービスに対する反応」としては、公共サービスのライフイベント関連の住民票、戸籍謄本、電子投票、免許更新時のオンライン講習、相続手続き申請、新型コロナウイルス関連の PCR 検査陰性証明書、診断書、航空券予約、海外渡航ビザ申請が全体の平均よりも高くなっていますが、利用したいサービスがあるにもかかわらず申請をしたくない理由の 1 つに「個人情報の漏えいが心配」という声が残っています。

マイナンバーカードの見本

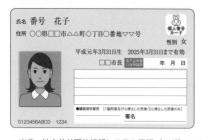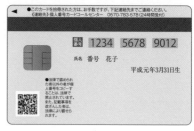

出典：地方公共団体情報システム機構（J-LIS）マイナンバーカード総合サイト

病院、クリニックにおける働き方改革の難しさ

1-4節で解説したように、これから迎える現役世代の減少、そして働き方改革の要請が相まって、今後加速度的に、医師を中心とした医療従事者の不足が深刻化すると予想され、それを解決していく切り札が、最終的にDXを起こすことだとされています。

◇ 逆行するような動き

　現状はまだ導入の途上にあるデジタル技術、デジタル化技術を用い、とにかく時間当たりの生産性を上げることが求められているのです。ところが、これらに逆行するような動きや規制が、いたるところで見られています。

　代表的な事象になりますが、まず、情報伝達・交換の手段が、多くの病院で電話かファックスに限られています。在宅医療を行っている筆者（野末）が、ある病院に緊急で患者さんの受け入れを依頼したときの典型的なやり取りを、以下に紹介しましょう。

　例えば、腹痛で苦しんでいる在宅患者さんを、ある病院に入院を前提としてお願いしたい場合、まず電話で連絡します。病院の代表番号に電話するのですが、地域の救急医療を中心的に担っているその病院では、代表番号にそもそもつながりません。

　待つこと1分。やっとつながって、地域連携室に電話を回してもらいます。そこで、患者さんの病状などを伝えて、入院の必要性があるとお話しした段階で、その病院の担当科の医師と直接話してくださいと言われます。

　電話が担当科の医師に回されるのですが、運がよければ担当科の医師はすぐに電話に出てくれます。その医師に再度病状を話し、入院も視野に入れてほしいと話すと、ベッドの空き状況を調べて折り返し電話をしますとのこと。

　ここまで、10分間くらいでしょうか。その後10分ほどして、その医師から筆者の携帯に電話が入ります。入院できるかどうかわからないが、とにかく診察してくれるとのこと。入院が必要であっても、場合によってはほかの病院に入院してもらう可能性もある旨を、患者さんとその家族に説明しておいてほしいとのこと。

安堵した筆者は、それから救急車を呼び、到着するまでの 10 分間を利用して、診療情報提供書（紹介状）を患者さん宅で作成し、手持ちのプリンターに印刷、印鑑を押して封をして、救急隊を待ちます。

　到着した救急隊に簡単に病状をお話しし、先方の病院にはすでに話が通っていることを伝えます。

　やっと救急車に患者さんが乗ると、それから再度救急隊からその病院に確認の電話を入れ、病院側も、この患者さんの話が院内で通っていることを確認してから、救急隊は現場を離れます。この救急隊の電話はときとして 5 分以上かかることがあり、時間がもったいないなと思うこともしばしばです。

　この事例を紹介したのは、誰かを非難したいからではありません。現状をお伝えしているのです。どこの病院でも、どこの救急隊でも、程度の差こそあれ同じです。

　銀行業界では、長らく、そして現在でも電子メールの使用が許されていないと聞いています。ですから、銀行員の名刺にはメールアドレスが載っていません。そして、多くの病院でも同じような状況なのです。

　医師が Gmail などを使って、メールで個人的に連絡を取り合うことはあっても、病院としてのアカウントを設定していないところがほとんどです。また、正式な患者さんの紹介ルートとしても、ファックスは OK でも、地域連携室がメールアドレスなどを持っているところは本当に少ない状況です。

　メールアドレスですらそうなのですから、地域連携の中心的なツールとして活躍している SNS の利用は皆無に近い状況です。最近になってやっと、**MCS**（メディカルケアステーション）という SNS が、全国の医師会や一部の地方自治体と結び付き、公的な雰囲気を作り上げてきたので、日赤などでも採用してくれるところが出てきました。MCS 自体はやや使いにくいところがあり、筆者のグループではどうしても必要な患者さんだけに使用していますが、SNS 利用へのブレークスルーになってもらえればと期待しています。

06 破綻しつつある保険医療体制

1983年に「医療費亡国論」という論説を展開した厚生官僚がいました。厚生省保険局長の吉村仁さんですが、その論説の主な論点は、国民の医療・福祉の負担が増えると国民の消費行動が抑制されて経済に悪影響が出る、というものでした。

◇ 医療費抑制政策

　病気の治療よりも予防に力を入れる方が医療費抑制に効果的、「1県1医大」政策により将来は医師過剰・病床過剰になるだろう、とも述べていました。

　そしてこれが、その後の医療費抑制政策に結び付き、実際の医療費の伸びを予想の3分の1に抑え込むことに成功しました。参考までに、1995年当時の厚生省が予測した2025年の医療費の試算は141兆円でしたが、2005年に試算したところなんと69兆円と半分以下に減少しました。そして、2025年に近づいた現在、公表された最新の試算は2018年度のものですが、はるかに少ない43兆3949億円となってきているのです。いわゆる医療費の削減そのものは、一見するとうまくいっているように思われます。

　しかしながら、少子高齢化つまり人口問題はすぐに解決できるものではなく、例えば、いますぐに出生率が上がったとしても、その効果が生産年齢人口の増加に結び付くのは20年後となるのです。

　1950年の日本では「12人の若者が1人の高齢者を支える」という構図だったものが、2040年には「1.5人の若者で1人の高齢者を支える」という構図になると予想されています。この割合を人口比から変えていくことは、とりあえずは不可能なのです。

　この状態が抱える課題を解決していくには、「上述の医療費亡国論は、保険診療あるいは、国の予算から支払われる医療費、つまり公的資金を用いた医療費問題だ」ということを認識する必要があります。そうではなくて、公的資金を使わなければ、むしろ経済の活性化に直結するのです。

また、労働人口を増やすということを考えるのも大事だと思いますが、そのためにはまず、女性の活躍を支援する必要があります。女性医師も多くなってきました。以前から看護職には女性が多いのですから、女性が働きやすい環境を整えていくことが、結果として、医療界での労働人口確保、日本社会としての労働人口の確保につながります。

　さらに、高齢になっても働く人を増やしていくことでもこの問題の解決に大きく貢献することができます。支えられる人が減り、支える人が増えるので、一石二鳥であり、効果抜群です。

　これらの変化を支え、導いていくのがデジタル技術であり、それらがうまくいくと真の意味でのDXということになると思われますが、実際には、そのような動きにデジタル技術が絡んでいる状況にはなっていません。これらをどのように解決していくかは、5章で詳しく検討していきたいと思います。

2020（令和2）年度　医療費の動向（概算医療費の年度集計結果）

・令和2年度の概算医療費は42.2兆円。金額で▲1.4兆円、対前年同期比（伸び率）は▲3.2%の減少となり、過去最大の減少幅となった（これまでの最大の下げ幅は介護保険制度の発足した平成12年度の約▲0.6兆円〈国民医療費ベース〉の減少）。
・受診延日数は▲8.5%と大きく減少し、1日当たり医療費は5.8%増加している。

（兆円、%）

	平成27年度	平成28年度	平成29年度	平成30年度	令和元年度	令和2年度
概算医療費	41.5	41.3	42.2	42.6	43.6	42.2
対前年増減額	1.5	▲0.2	0.9	0.3	1.0	▲1.4
伸び率	3.8	▲0.5	2.2	0.9	2.3	▲3.2
受診延日数	0.2	▲0.7	▲0.1	▲0.5	▲0.8	▲8.5
1日当たり医療費	3.6	0.3	2.4	1.5	3.2	5.8

※1　令和2年度の休日数等の対前年度差異は日曜・祭日等が4日少なく、休日でない木曜日が1日少なく、また、前年が閏年であったことから、伸び率に対する休日数等補正は▲0.7%。
※2　令和元年10月消費税引上げに伴う診療報酬改定に係る平年度効果分を含んでいる。
※3　主傷病がCOVID-19であるレセプト（電算処理分）を対象に医療費を集計すると、令和2年度年間で1200億円程度。

厚生労働省発表資料

整備されないプラットフォーム

2-1、2-2 節で指摘したように、DX に対する医師の関心の度合いや病院内に ICT スキルの高いスタッフがいるかどうかで、病院・医療 DX への取り組みが決まってきます。DX の推進には、ハード面、ソフト面など違った才能が 1 つのプラットフォームに結集することが求められます。

◇ 診療データ、個人の健康データのデジタル化

前章からの繰り返しになりますが、診療データや個人の健康データなどをデジタル化し、それを共通財産として業界で共有・活用して、最終的に DX につなげていきたいというのが、病院・医療業界で働く人、さらには国民の願いではないかと思います。

デジタルデータを共有化し、共通の財産とするというプロセスが、DX を実現していく上での肝となるわけですが、現状を見ると遅々として進んでいないという感想を持ちます。

現状を見てみると、データのデジタル化という点では、紙での情報提供・交換が依然として主たる手段になっており、またそうするように求められています。例えば、いわゆる紹介状の役割を果たす診療情報提供書はいまでも紙ベースであり、そのデータを電子カルテに載せるには、単純にスマホで写真を撮ってメールで送ったり、OCR にかけてテキスト化した上で誤変換を手作業で訂正して載せたり、といった非効率な作業が続きます。

同様に患者の情報は、例えば看護師の視点、介護士の視点などからも、もたらされますが、これらは手書きの書類がほとんどで、OCR にかけることすらできません。

診療の中心に存在するカルテがいまだに手書きのものだという医療機関も多く存在します。

厚生労働省の調査でも、2017（平成 29）年時点での電子カルテ普及率は、病院、診療所共に 50% に達しておらず、病院で 46.7%、一般診療所で 41.6% となっています。400 床以上の病院に限った場合でも 85.4% で、診療情報のデジタル化がまだまだ発展途上だということがわかります。早急に、電子カルテは当たり前という社会に変革していく必要があります。

◇ 電子カルテ普及の先にあるもの

　電子カルテ普及の先には、電子カルテの内容の互換性（情報交換可能性）や、患者さんごとにいくつかの医療機関での診療データを統合・保持できる機能の普及が見えてきます。2-4 節で解説した国民識別番号に紐づいた、その個人の健康データがあり、それをどこからでも取り出したり更新したりできるというプラットフォームが期待されているのです。

　筆者が医療システムの視察のために米国を訪れた 2010 年、民間巨大医療グループであるカイザーグループでは、米国全土に散らばるどのグループ病院にかかっても、会員証 1 枚を機械に通すだけで、その人の診療情報にアプローチできる仕組みになっていました。翻って、日本最大の民間医療グループである徳 洲 会ではどうでしょう。病院自体への**オーダリングシステム**＊の導入、電子カルテの導入は比較的早く行われましたが、各病院間でのデータの共有は行われておらず、念頭にもないようです。

◇ 診療報酬請求オンライン化の遅れ

　電子カルテが半数に満たない普及率であることがある程度影響しているかもしれませんが、次に取り上げたいのは、医療機関から健康保険連合会などの支払基金に提出する診療報酬請求のオンライン化についてです。

　支払基金での審査に 800 億円規模のお金が費やされ、それは保険加入者、つまり国民が負担している状況ですが、紙媒体から、CD-R などに記録されたデジタル情報、さらにはオンライン請求に移行することにより、大幅なコスト削減ができるはずでした。ところが、紙ベースでの提出も禁止されることなく残ったために、目視での作業が残り、非効率この上ない状況が残存したままになっています。

　2021（令和 3）年現在の保険医療機関などからの支払基金および国保連合会へのレセプト請求では、医科でオンライン請求は 72.5%、電子請求は 23.8% になっていますが、紙媒体もまだ 3.7% 残っています。ちなみに歯科の紙媒体による請求は 9.3%、オンライン請求の割合が高いのは調剤で、97.5% になっています。

＊**オーダリングシステム**　看護師や薬剤師への指示をコンピューターを介して行う仕組み。

◇ DPCデータの活用

このような旧態依然とした体制の中で、唯一、全国共通のプラットフォームで集められているデータは、DPC制度に関係したものです。ご存じの方も多いと思いますが、包括支払い制度を支えるこのDPC制度は、2003（平成15）年度に特定機能病院に導入されて以来、全国の急性期病院への導入が進められてきました。その結果として、疾病とその疾患での入院期間、転帰（病状の経過や結果）などの情報が、全国レベルで比較検討できるようになったのです。

DPC制度導入による弊害も指摘されていますが、現時点では同じプラットフォームでデータを共通化できているので、診療報酬の算走に利用するだけでなく、自院の評価にも用いているところが多いのではないでしょうか。ただし、これはある程度の規模の急性期病院でのデータに限られるため、慢性期の病院、まして診療所のデータは含まれません。

DPCデータ		

出来高払い方式		DPCによる包括払い方式	
入院基本料	検査	入院基本料 検査 注射 レントゲン 投薬	手術 リハビリ 内視鏡 など
	注射		
	レントゲン	手術 リハビリ 内視鏡 など	
	投薬		
出来高評価		包括評価	出来高評価

出典：図解入門業界研究 最新病院業界の動向とカラクリがよ～くわかる本［第3版］、秀和システム刊

少し視点を変えてお話ししてみたいことがあります。それは医学・医療の進歩を支える研究結果、つまり「論文」についてです。

　筆者（野末）が論文を盛んに書いていたいまから30年ほど前は、すべての論文が紙媒体で投稿され、査読され、紙媒体の雑誌として発行されていました。それが、その直後あたりから、いわゆる電子媒体での医学雑誌の発行が行われるようになり、それに伴って査読用の論文も電子的に送るようになり、採用決定までの時間が大幅に短縮されるようになりました。

　当初は新しく創刊された医学雑誌が中心でしたが、そのうち『Nature』などの超一流雑誌も電子版を発行するようになり、論文掲載までの期間が短くなったばかりか、世界中にその論文が行きわたるまでの時間も一気に短縮されたのです。

　そして、コロナ禍の現在、新たな問題が出てきています。それは、いくつかの雑誌では、査読前の、投稿された段階の論文でも公表してしまうという動きです。そして、その論文に記載されたことが間違いであったと認定されることもしばしば起こっています。

　決着はまだついていませんが、抗寄生虫薬である**イベルメクチン**＊のCOVID-19に対する効果については、この論文の査読前の発表とその後の論文取り下げなどによって、混乱が生じました。

　"一刻も早く有用な情報を"という願いと、"正確性を期するためにより慎重に"という動きが、まさにぶつかり合っている感じです。

メモ　**イベルメクチン**

　寄生虫が原因で失明などが引き起こされる感染症の特効薬で、新型コロナウイルスの感染患者にも有効な可能性があるとする情報が出されているが、まだ確認されてはいない。

災害、感染対策に弱い診療体制

東日本大震災時の緊急医療体制や、最近のコロナ禍での「野戦病院」化した施設での対応を見ても、現在の日本の大災害時やパンデミックの事態での診療体制は、まったく機能していないといっても過言ではありません。

◇ 災害に対する備えとDX

　世界各国と比べても日本において地震・津波の被害が多いことは、皆さんも知識として、また実体験としてご承知のとおりです。また、近年は気候変動のために、豪雨による土砂災害、洪水被害が増えてきています。

　世界中の人々の交流が加速していることから、コロナなどの感染症があっという間に広がってしまいました。政治家や国の機関で感染症対策にあたっている医師などからは、コロナ禍は災害レベルだといわれています。

　このような時代に、デジタル化やDXはどのような期待をされているのでしょうか。新型コロナウイルスの感染拡大に伴うDXへのニーズの高まりについては1-9節でも触れていますが、ここでは災害に対する備えという視点でDXを考えてみたいと思います。

　防災のデジタル化対応については、関係省庁の間でも、社会実装に向けたワーキンググループが作られていますが、医療チームにおけるデジタル対応としては、マイナンバーカードを利用した避難所入所者の情報把握システムや、同じくマイナンバーカードを利用して車中泊避難者や在宅避難者も把握するシステムの実装化が求められています。

　さらには、災害発生時、避難所において避難者の持病（例えば糖尿病）や服薬している薬といった**PHR**＊などの医療情報を確認できるシステムの構築、罹災証明書などの手続きのデジタル化も求められています。

＊**PHR**　Personal Health Record の略。個々人の医療情報（デジタル）を患者自身が管理する仕組み。

いずれもマイナンバーカードを活用し、罹災証明書の申請や発行などの災害時に必要となる手続きをデジタル化し、遠隔地などに避難していても、避難先のコンビニなどからの手続きを可能とするシステムなどが研究されています。

◇ 東日本大震災のときに目にしたもの

2011年の東日本大震災をきっかけとして、病院レベルでは **BCP** *の策定を求められるようになりました。

この震災では、津波が押し寄せていくつかの病院も水に浸かりました。水に浸からないまでも、電気などのライフラインが完全に遮断され、原発事故も重なって、停電が解消するまでに多くの時間がかかりました。デジタル化に必須の電気が止まり、自家発電用の軽油を求めて東奔西走したことを思い出します。また、インターネットに代表される通信手段も途絶してしまいました。携帯電話のキャリアが持つ通信回線がパンクしてしまったことも大きな理由でした。電話が通じないのです。窮状を訴える、あるいは助けを求める術がなくなってしまったのです。そのとき力を発揮したのは、衛星電話でした。

水没した病院では、紙カルテが被害に遭い、患者さんの貴重な情報が失われてしまいました。病院の入院患者さん全員を他の病院に移送するということも行われましたが、移送先の病院では、前の病院のカルテを参照することができないため、手探りで患者さんの治療にあたることを余儀なくされました。

日本全体が災害に遭うということでもない限り、救助の手は3日以内に届き始めると思われますが、3日間持つだけの備えが必要です。上記のような課題に対して、適切にBCPを策定できているかどうか、心もとない状況です。デジタル技術の面では、災害時の電気の確保、通信手段の確保、また患者情報のデジタル化はもちろん、クラウド化、バックアップなどに特に留意する必要があります。

---

*BCP　Business Continuity Plan の略。緊急時の事業継続、早期復旧を可能とするための対策や計画。

❖ 医療機器の不足や不備の深刻化

感染症に関してはどうでしょうか？ デジタル化、DX の面から新型コロナウイルス感染症を中心に考えてみたいと思います。

まず、感染症発生の初期段階での感染拡大阻止に失敗しました。それまでの **SIRS** *などと大きく違うところです。その要因はいろいろ取り沙汰されていますが、やはり情報の秘匿という面はあったのでしょう。

つまり、中国だけでなく世界中で、医療情報の適切な共有よりも政治的な事情の方が優先されている状況だと思います。少なくともマスメディアは、このような規制を受けやすいので、SNS などがこれから重要な役割を果たしてくることでしょう。

新型コロナウイルスの発生そのものが、米国から武漢の研究所に移動した研究者によってもたらされたという説もあります。その真偽は筆者が知るところではありませんが、DX と深く関わる遺伝子操作技術の進展はすさまじいので、人間が遺伝子を操作した新生物が、人類への脅威になることも十分にあり得る状況です。これらに対する法整備など、必要なことは山積みとなっています。

また、感染の急拡大による医療現場での病床不足や人手不足だけでなく、医療機器、特に重症患者の最後の切り札として求められた**人工心肺装置 ECMO**＊**（体外式膜型人工肺）**については、人材・機器ともに不足や不備が深刻なものでした。

自宅療養患者数が増えるにつれて、パルスオキシメーター（血中酸素濃度測定器）も品薄となり、メーカーは増産に追われました。

＊SIRS　　Systemic Inflammatory Response Syndrome の略。全身性の急性炎症反応による症候群。
＊ECMO　　Extracorporeal Membranous Oxygenation の略。

地域医療連携と在宅医療での現実

1-7節で述べたように、完結型医療が地域完結型の医療として求められるように
なってきました。そしてこの地域完結型の医療・介護をマネジメントしようという
ことで、地域包括ケアシステムというものが提唱され、実践されてきました。

◇ 地域包括ケアシステムへの期待

　　地域包括ケアシステムの構想には、地域の包括支援センター、各医療機
関、介護施設、訪問看護ステーション、ヘルパーステーションなどの連携
が描かれています。しかしなぜか、訪問診療を担う医師が描かれていない
のです。

　　この在宅医療をめぐる連携や訪問診療においては、デジタル化技術、そ
してその発展としてのDXは必須になってきますが、しかし、なかなかう
まくいっていないのも事実です。

　　まず、よく「顔の見える関係の構築が大事である」ということがいわれ
ます。その表れとして、コロナ禍の前までよく行われていたのが、地域の
基幹病院がその地域の開業医などを招いて年に一、二度行う、連携医大会
というものです。病院側から新しく入った医師の紹介、新しい診療機能の
紹介などが行われたあと、皆で飲食を共にして、お互いを知ろうという主
旨の会です。また、病院の地域連携室というものがあり、筆者（野末）の
クリニックにも盆暮れにはご挨拶にいらっしゃいました。

　　これらはこれらでとても重要だと思うのですが、DXという面から見る
と、このようないわゆる人間的な交流も、情報空間上で行う方が効率的で、
即効性があるように思います。2-5節で述べたように、病院に患者さんを
紹介するときの煩雑さにはかなりの労力を奪われます。

　　逆に病院側から、在宅医療に携わる医師への紹介も、現状ではかなり煩
わしいのではないかと思われます。在宅医療を担うクリニックの医師が、
診療できる疾患を制限したり、そもそもキャパシティが少ないために断っ
たりすることが多いのではないかと思うのです。

　　在宅医療を担うクリニックの80％くらいが、2人以下の医師数で運営
されています。そのようなクリニックが特別な領域の疾患を在宅で診たり、
24時間365日、患者さんの変化に対応するのは実質的には不可能なのです。

　これをデジタル化技術で改善しようとすると、例えば、いくつかのクリニックが真の意味での連携を図ってカルテを共有化したり、SNS などでいつでも気楽に連絡を取り合えるようにしたり、全国のどこにいようと専門医にネットで相談できる体制が整備されていたり……といったことが必要です。これらのことは、個別の技術としては実現可能になっていますが、それらを統合して使いやすいシステムにしていく段階で止まっているように思われます。利害関係などが複雑に絡まっているからではないかと推察しています。

在宅医療・訪問看護の診療報酬改定概要（2020年度）

質の高い在宅医療の確保

- **複数の医療機関による訪問診療の明確化**
  在宅患者訪問診療料（Ⅰ）2について、複数の医療機関が継続的に訪問診療を実施する場合の要件明確化

- **在宅療養支援病院における診療体制の整備**
  在宅療養支援病院の往診医に係る要件を明確化

- **在宅医療における褥瘡管理の推進**
  在宅患者訪問褥瘡管理指導料の要件見直し

医療資源の少ない地域における在宅医療・訪問看護の推進

・在宅療養支援病院として届出可能な医療機関を、許可病床数 280 床未満の保険医療機関まで拡大
・複数の訪問看護ステーションが連携して 24 時間対応体制を確保した場合の対象地域を、医療資源の少ない地域にも拡大

質の高い訪問看護の確保

- **訪問看護の提供体制の確保**
  ・機能強化型訪問看護ステーションの要件見直し
  ・訪問看護・指導体制充実加算の新設
  ・同一建物居住者に対する複数名・複数回の訪問看護の見直し
  ・理学療法士等による訪問看護の見直し

- **利用者のニーズへの対応**
  ・専門性の高い看護師による同行訪問の充実
  ・精神障害を有する者への訪問看護の見直し
  ・訪問看護における特定保険医療材料の見直し

- **関係機関との連携の推進**
  小児への訪問看護に係る関係機関の連携強化

訪問薬剤管理指導の充実

- **緊急訪問の評価の拡充**
  計画的な訪問の対象でない疾患で緊急訪問した場合を評価

- **経管投薬の患者への服薬支援の評価**
  簡易懸濁法を開始する患者に必要な支援を行った場合を評価

出典：厚生労働省、令和 2 年度診療報酬改定説明資料（在宅医療・訪問看護）より作成

◇ 処方箋における課題

　在宅医療における大きな課題は処方箋の問題です。いまだに処方箋は紙で出力され、そこに医師の署名か医師の記名と印鑑を押すことが求められています（医師法施行規則第 21 条）。

　医薬分業の進展の結果、2019 年度に発行された処方箋は年間 8 億1802 万枚となっており、1990 年の約 5.6 倍になっているので、この処方箋のやり取りがデジタル化されるだけで、かなりの効率化ができると思われます。国は 2022 年夏を目途に電子処方箋を導入する方向で検討に入っていますが、マイナンバーカードを使うことを前提としており、その普及が必須な状況です。

　また、在宅医療はとても非効率的です。特に患者さん個人のお宅への訪問診療は、移動時間もかかるし、診療自体にも時間がかかりがちです。服薬はきちんとできているか、前回訪問から今回の訪問までの期間になんらかの変化がなかったか、などを聞き取りながら、治療方針の伝達、生活様式の設定など、行うことは多岐にわたります。これらのことを、デジタル技術などを用いて少しでも効率化できるようにしていく必要があります。

　現在は服薬状況の確認のため家族あるいはご本人から話を聞いていますが、いざ処方したあとに、薬局から疑義照会ということで、処方日数の変更依頼、外用薬の不足についての情報、頓用（症状が出たときに服用）の薬剤の削除もしくは追加の依頼が寄せられます。

　訪問してくれる薬局は、患者さんから訪問薬剤指導という名目でいくばくかの金銭をいただいているので、このへんの疑義照会を減らし、必要十分な薬剤を提供する工夫が必要です。前に述べた電子処方箋の実現と相まって、この処方箋まわりには、デジタル化が可能であり、かつデジタル化によって効率を高められる面がとても多いと思います。

◇ 移動における問題

　また、患者さんの診療と診療の合間の状態を把握することも重要ですが、現在では患者さんまたはその家族からの電話連絡にのみ頼っている面があります。ですから、調子が悪いとの連絡があったときは、原則として臨時の診察に伺います。通常の定期訪問診療だけでも手一杯に近いため、この臨時往診についてはできるだけ減らしたいところです。

　例えば、遠隔診療が容易に行えるようになり、さらにはその際の患者さんのデータを容易に取得できるようになれば、かなりの効率向上が期待できます。つまり遠隔医療が肝なわけですが、診療報酬上の扱いが不十分で、結局、往診に行かざるを得ない状況です。

　下図のような患者さん宅への移動時間の短縮も、デジタル化技術で実現したいところです。3章の先進事例、さらには5章の戦略のところでも、これから目指すべき方向について述べます。

移動時間の概念

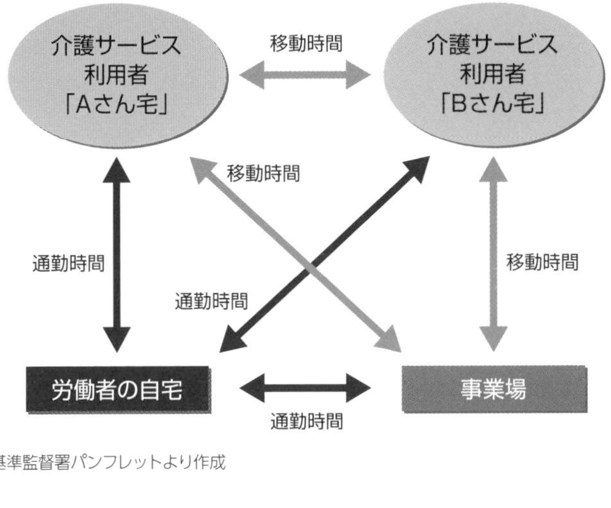

出典：労働基準監督署パンフレットより作成

医療機器の歩み

　日本には 1823 年、長崎に来日したシーボルトによって近代西洋医学が伝えられました。ハサミやメスなどの鋼製小物を利用し、開腹する治療方法が伝わりましたが、それらが最も古い医療機器とされています。そして、16 世紀末から 17 世紀初期にかけて顕微鏡や体温計、血圧計、聴診器が発明された時期が「医療機器のあけぼの」といわれた時代です。それらの発明と併行して医学の礎となったのが、「息をする」「血が循環している」「体温がある」といった、人間が生きていることを証明する人体の生理的機能の発見です。

　1590 年に顕微鏡が、そのあとには体温計が発明され、またイギリスで馬の頸動脈を使って血圧測定が行われ、犬の人工呼吸実験もあり、フランスでは聴診器が発明されるなどの医療機器の発明があったのです。1895 年にはレントゲンによる X 線の発見があり、医療用レントゲン装置が開発され、医療技術が飛躍的に進歩しました。また、1 年後の 96 年には水銀血圧計が発明され、1903 年には心電図が発見されています。この X 線の発見、血圧計の発明、心電図の発見は医療機器の三大革命と呼ばれました。1929 年にはドイツで脳波計の発表があり、顕微鏡による伝染病の病原菌発見と治療、心電計による心臓病の治療、脳波計による手術中の麻酔深度測定など、医療機器の開発による医療技術の進化が続きました。

　前述した水銀血圧計の出現により、高血圧の患者の治療が進歩しました。心電計、脳波計などの発明は、生体の情報を適切にモニターする機器の開発につながり、検査することが一般化し、的確な診断が可能となりました。さらに、自動生化学分析装置が出現したことで、多人数の血液や尿などを短時間に検査することが可能になりました。そして、MRI（核磁気共鳴装置）の出現により、病巣の早期発見、早期治療が可能になりました。

　治療系機器でも、滅菌技術の進歩によって新しい材料を活用した使い捨て製品が出現し、人工心肺装置、麻酔技術、高性能精密医療機器の開発によって心臓手術も容易に行えるようになりました。

3 活用はじまる病院DX
先進事例

これまで解説してきたように病院・医療DXとは最新のデジタル技術を駆使し、いままでの病院経営のシステムを作り替え、業務の効率化とスタッフの働き方改革を実現し、スマートな病院経営に再構築すること狙いとしています。

進化を続ける医療クラウド

2010 年は『クラウド元年』と呼ばれます。同年 2 月に厚生労働省医政局長通知で、「医療情報システムの安全管理に関するガイドライン」の改正（第 4.1 版）があり、事実上、医療情報の外部保存が容認され、医療クラウドが大きく進むことになりました。

◇ 医療クラウドの解禁から始まる電子カルテ

　医療業界においては、患者の処方やオーダーなどが載った医療情報の外部保存には否定的な風潮がありました。従来の「ガイドライン」でも、医療機関の敷地内もしくは管理下に置かれるスペースでの保存を強く推奨していたのです。

　しかし、その後の国の医療 IT 化戦略と、ICT 業界におけるクラウド・コンピューティングの発展が融合し、医療・健康情報のクラウド化へと展開してきました。

　医療クラウドにより、個人・患者は、自らの健康管理に役立てたり適切な医療提供を求めることができ、病院や医療機関は、患者の治療の参考用、遠隔医療や救急時対応、そして医療の質の向上に活用できると歓迎されました。さらに健康保険でも、被保険者の健康管理や予防支援への活用が期待され、介護事業所では、医療と同様に介護の質を高めると共に、在宅介護への活用が考えられています。

　後章で解説しますが、医療のクラウド化により、予算措置など財政的な手続きが煩雑な公立病院においても、システムの導入が行いやすくなってきました。

　データを院内のサーバーに置く方式の場合、専門の SE などの配置が求められていましたが、公立病院ではいわゆる本庁の人事異動の関係もあり、専門職種を置けないという事情もあったからです。

　クラウド化により、院外のコンピューターから医療情報を閲覧することが可能になり、かつコストやセキュリティの面での不安も解消されてきたことから、医療クラウドサービスを導入する公立病院や公設の診療所などが増えています。

◇「どこでもMY病院」と「シームレスな地域連携医療」構想

　医療クラウドを実現するために、国が推進する「どこでも MY 病院」と「シームレスな地域連携医療」の 2 つの構想との連携が求められました。

　「どこでも MY 病院」では、これまで医療機関の中でのみ利用されていた医療情報を、医療サービスの受益者たる個人・患者が自ら医療・健康記録として保有し管理・活用することを目指しています。

　「シームレスな地域連携医療」では、医療機関間の境界だけでなく、医療機関等の存在する地理的境界、医療・介護といった職種の境界などを越えて、切れ目のない医療・介護情報連携を実現し、地域の医療・介護サービスの質の向上を目指しています。

シームレスな地域連携医療／クラウドへの期待と課題

●シームレスな地域連携医療

> 医療・介護・健康などに関わる専門機関間において、シームレスな（一貫した）専門的医療情報の共有・活用を可能にする地域連携医療の環境を整備する。
> (例) 生活習慣病や慢性期型疾患（糖尿病、がんなど）の治療にあたっては、多種の医療機関（循環器科、眼科、かかりつけ医など）が関与。複数の医療機関が患者の専門的医療情報（診療方針,血糖値などの臨床データなど）を共有することで、統一的な診療方針の策定、合併症や重症化の予防を行う。

●クラウド・コンピューティングへの期待と課題

期待	課題
・イニシャルコスト、ランニングコストの低減が図れる ・柔軟な拡張性が期待される ・最新技術を導入しやすく、陳腐化しにくい ・運用、管理の簡便化 ・病院内にシステムの専門家がいらない	・プライバシーの保護 ・安定的な運用 ・システムダウン時の対応 ・責任所在の明確化 ・データのセキュリティ ・通信速度と臨床現場の対応

　そして、特に「病院のクラウド化」は、「シームレスな地域連携医療」構想の中核に位置づけられました。中核病院を中心とした電子カルテシステムの導入が進むにつれ、そのまわりの医療機関等を巻き込み連携の輪が広がりつつあったのですが、2-8 節で解説したように、2011 年 3 月 11 日に

起こった東日本大震災により、「どこでも MY 病院」の実現が必要であったことを医療業界すべてが痛感するに至っているのです。

◇ 病院内でのクラウド化される領域

　病院内においても、多くの領域でクラウド化が進んできています。

　特に診療系の情報共有や患者を中心とした多職種間を連携させる手法として、クラウドが先進的な役割を果たしています。そしてその中心となるのが電子カルテのシステムです。

　在宅医療については後節で詳しく紹介していますが、1 つの情報を医師・看護師・薬剤師・ヘルパーなど複数の職種間で共有する必要があることから、さらなるクラウド化が期待されています。

　また近年、MRI や CT に代表される画像診断装置のデジタル化の進展に伴い、市中の医療機関ではフィルムレスで画像データを管理する体制やネットワークインフラが構築され、さらに増大するデジタルデータの保管・格納場所のクラウド化が進みました。

　日本では 2011 年 3 月、米ゼネラル・エレクトリック（GE）のヘルスケア事業部門の日本法人である GE ヘルスケア・ジャパンとソフトバンクテレコムが医療 IT における業務提携を発表し、初めてクラウドを活用した医療用画像のデータホスティング事業を開始しています。

　さらに病院では、病理診断でもクラウドの活用が期待されています。現在、最も医師不足と称される診療科の 1 つが「病理診断科」だといわれています。病理の専門医は全国で約 2000 名存在しますが、潜在的な需要はその数倍以上といわれます。そこで、クラウド技術を利用した **WSI**（ホールスライドイメージ〈バーチャルスライド〉機器とデータセンターを組み合わせる技術）を使い、遠隔で病理標本を確認して所見を出し確定診断を行う取り組みが、全国の大学病院を中心に始まっています。

　WSI の導入で、ネット環境と PC モニターがあれば複数の場所で同じ情報を共有できることから、合同カンファレンスを実施することが容易になりました。また、WSI 画像上に目印となるアノテーションを書き込むことも可能になり、診断に至る経緯や根拠が示しやすく、医師同士での情報伝達もしやすくなって、標本の管理も効率的に行われるようになりました。

病理情報システムの概念図

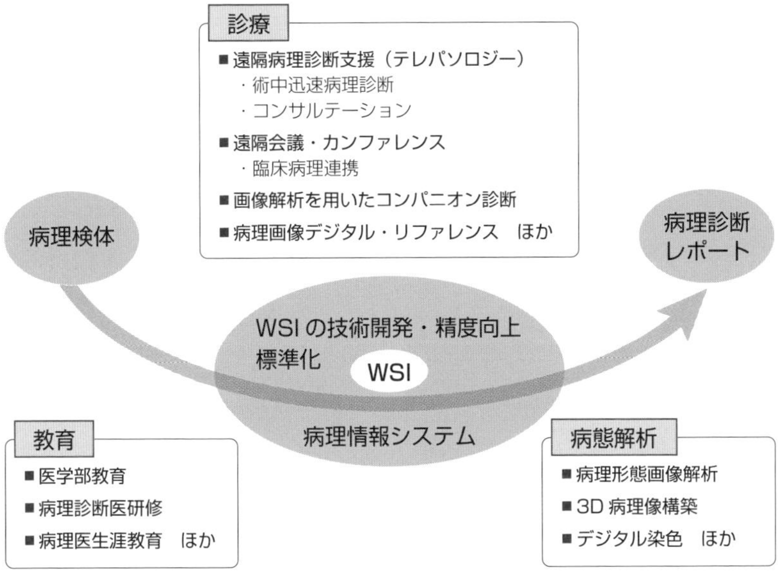

診療
■ 遠隔病理診断支援（テレパソロジー）
　・術中迅速病理診断
　・コンサルテーション
■ 遠隔会議・カンファレンス
　・臨床病理連携
■ 画像解析を用いたコンパニオン診断
■ 病理画像デジタル・リファレンス　ほか

病理検体

病理診断レポート

WSI の技術開発・精度向上
標準化　WSI

病理情報システム

教育
■ 医学部教育
■ 病理診断医研修
■ 病理医生涯教育　ほか

病態解析
■ 病理形態画像解析
■ 3D 病理像構築
■ デジタル染色　ほか

◇ 電子カルテの本格導入

　国が医療分野でのクラウドサービスの利用を解禁したことから、電子カルテの本格導入の検討が進みました。2016 年度の診療報酬改定からは、電子的に署名し、安全性を確保した上で電子的に送受信した場合も、「診療情報提供料」の算定が可能になり、また、診療情報提供書に添付する検査データや画像データを、地域連携ネットワークで電子的にやり取りする行為を評価する点数が新設されました。

　つまり、地域連携ネットワークを通して、先行的に診療情報提供書（いわゆる紹介状）、検査結果、画像データをやり取りしている地域が評価されることになったのです。

次節で詳しく紹介しますが、電子カルテのクラウド型サービスへの進化により、院内はもとより外部の病院、診療所、薬局、介護施設などとの間で共有・閲覧できるネットワークを構築できるようになり、まさに病院・医療DXの目標をかなえるものになってきました。

◇ オンライン診療やオンライン服薬指導など

　さらに、医療のデジタル化では、電子処方箋とオンライン診療、オンライン服薬指導の本格的な導入検討が始まりました。

　2025年の完成を目指している「地域包括ケアシステム」の取り組みでも、前述したクラウド技術を活用して、診療情報提供書などの書類や検査結果、画像データ、処方箋を共有できる環境整備を進めるなど、国の医療IT構想は、初期の医療情報のデジタル化(IT化)から、安全な情報ネットワークを通じてクラウド環境に共有する（ICT化）方向へと進化させようとしているのです。

　電子処方箋の実現に向けては、2016年に初めてガイドラインが策定され、2019年の実証事業を経て、2020年にガイドラインが第2版へと改定されています。2019年に実施された実証事業では、株式会社メドレーが厚生労働省からの委託により、東京都港区医師会・薬剤師会の協力のもとで港区内の2医療機関および6薬局と連携し、6週間にわたって実証実験が行われました。

　その後、厚生労働省は2020年7月に「新たな日常にも対応したデータヘルスの集中改革プランについて」を公表し、その中で2022年夏頃から電子処方箋を運用することとしており、これまで2023年度での実施としていた計画を1年前倒しにしました。2021年度は国が電子処方箋のシステム開発を実施することになりました。

　今後の課題は、電子処方箋に関するサービス提供を完結するためのオンライン資格確認等システムの導入にかかる医療機関や薬局の費用負担や、医師・薬剤師の電子署名がどうなるかです。特に、電子処方箋への署名に使う資格証カードを持つ医師が現在はまだ少なく、このままでは医師が署名できないことを理由に電子処方箋が普及せず、患者の利便性が向上しない事態も懸念されるためです。

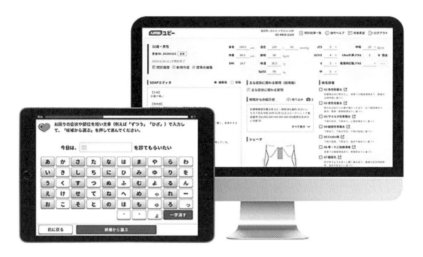

出典：ユビー・ホームページ（https://ubie.life/）

◇ 増えるAI問診システム

　AI 問診システムは、タブレットを通して AI が患者への事前問診をする
システムで、症状に合わせた質問をいくつか行います。中部徳洲会病院（沖
縄県）では、Ubie（ユビー）社の「ユビー AI 問診」を導入しました。従
来の紙の問診票の代わりにタッチパネル式のタブレットを使い、個々の患
者の症状などに合わせて AI が最適な質問を展開し、患者がタッチして答
えたデータを自動的に文章形式で電子カルテに記載すると共に、医師へ
の情報を提供します。AI は約 5 万件の論文から抽出したデータに基づき、
患者一人ひとりの年代や症状など個々のケースに合わせて問診を行いま
す。これにより、事務作業の削減と業務の効率化ができるほか、患者にとっ
ても、待ち時間の短縮など、満足度の向上につながるものになっています。
外来問診にかかる時間を短縮し、医師が患者さんと向き合う時間をより長
くとれるようになり、問診の精度も向上し、電子カルテの記載内容が標準
化されます。

電子カルテの連携と地域包括ケアにおけるDX

前に述べたように、病院のデジタル化の過程ではカルテや検査結果、レントゲン画像、薬の服用歴など、医療情報データが段階を追って増えていきます。同時に情報の共有化を求める範囲も広くなっていきます。

◇ 電子カルテのオンプレミス型とクラウド型

　電子カルテの導入でも、最初は数々の医療情報データを院内に設置しているサーバーに保存するケースが多くありました。これを**オンプレミス型**と呼んでいます。

　オンプレミス型の一番のメリットは自由度で、何もかも院内だけで管理するので、コンピューターへのウイルス感染の心配や個人情報が漏れる心配も少ないのですが、前記したように初期費用がかかることや、トラブル時にはカスタマーセンターなどアフターサービスを利用して独自で解決しなければならないというデメリットもありました。

　やがて院内で各種のシステムが増加し、保存すべきデータ量が増加するようになってからは、サーバー導入のためのイニシャル・コストやランニング・コストも高額となり、**クラウド型**のサーバーに保管するようになってきました。

　クラウド型ではメンテナンスの手間やコストを削減できるだけでなく、院内外の関係者ともスムーズに医療情報の共有ができます。

　患者の基本情報や検査結果などの医療情報をデータ化して、院内はもとより外部の病院、診療所、薬局、介護施設などとの間で共有・閲覧できるネットワークを構築できるようになり、電子カルテの進化はまさに病院・医療DX の目標をかなえるものになってきました。

　また、施設内のサーバーだけにデータを保管すると、万が一の災害が発生したときにデータを損失するリスクがあるのですが、クラウドサービスを活用してバックアップをとっておけば、データ損失のリスクは大幅に下がります。さらに、緊急事態が生じた際にその影響を最小限に抑えて事業を継続させていく「BCP（事業継続計画）」の観点からも、クラウド型は有効な対策として導入が進んでいます。

　医療情報を共有して、患者が初めて受診する診療所の医師が、患者の同意を得た上で、以前に通っていた他の病院のカルテを閲覧できたり、その逆も可能になれば、かかりつけ医と急性期医療を行う病院との間での情報の共有化も進みます。

　離島やへき地での医療格差の解消も、このような医療情報ネットワークの構築によって進みます。

◇ 進化を続ける、しまね医療情報ネットワーク(まめネット)

　2011年からスタートした、しまね医療情報ネットワーク「**まめネット**」の前身は2000年、離島の隠岐諸島の遠隔画像診断を目的に立ち上げた「医療ネットしまね」です。その後、病診連携や感染症サーベイランスなどいくつもの実証実験を重ねながら、県と県医師会の連携を強固なものにして、全県版医療情報ネットワークに進化させてきました。

　離島の隠岐島での遠隔画像診断の社会実験は1998年で、翌年には島根中央病院に電子カルテが導入され、県と島根大学、出雲医師会らがコンソーシアムを組んで、ネット健診、感染症サーベイランス、周産期ネットワーク、医薬連携など数々の実証実験に取り組み、現在提供しているサービスへと進化しています。

　島根県でも医師や看護師が全県的に不足し、二次医療圏ごとの医療資源の偏在もあります。そのため、圏域を越えた連携体制を整備する必要から、ICTの積極的な導入を図ってきたのです。

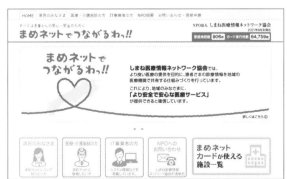

◀まめネットの画面

◇ 地域包括ケアへの効果

　島根県の「まめネット」への参加に同意している患者に発行されるカードの累計が6万5000枚を超え（2021年10月現在）、人口の約10%が登録しており、全県型のネットワークとしてはトップクラスの加入率となっています。また施設の側でも、このネットワークへの参加同意があれば、診療所に限らず、薬局や訪問看護ステーションなどどこでもカードの発行が可能です。訪問看護師が病院側に訪問看護の様子を伝えるために、患者の同意を得た上でカードを発行し、連携カルテ上で共有するということも可能になっています。

　島根県では、中核病院を含む県内の8割以上の病院、半数以上の診療所が登録し、さらに介護事業所、薬局、訪問看護ステーションなどの登録も増えています。これに行政が参加し、介護保険の手続きでは、要介護認定に関する主治医意見書などの書類を電子データとして送受信するサービスも行っており、病院・診療所と介護事業者、行政担当者のそれぞれにおいて書類作成や窓口が簡略化され、業務の効率化に結び付いています。

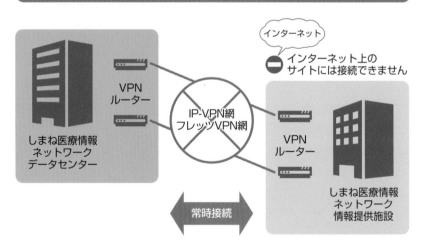

しまね医療情報ネットワーク

インターネット

インターネット上の
サイトには接続できません

VPN
ルーター

IP-VPN網
フレッツVPN網

VPN
ルーター

しまね医療情報
ネットワーク
データセンター

しまね医療情報
ネットワーク
情報提供施設

常時接続

NPO法人しまね医療情報ネットワーク協会
http://www.shimane-inet.jp/med/cnt-full.html を参考に作成

コロナ禍が後押しした病院DXの先進事例①
「RPA」の導入から始まるDX

ICTから始まるデジタル革命は、さらにAIやIoT、あるいはインフラの5Gなど、次々とデジタル・テクノロジーの進化を生み出してきました。

◇ 健康・医療・介護のICT本格稼働

　病院では、進化を続けるデジタル・テクノロジーを駆使して、これまでのICT化にとどまらない、病院経営全体の仕組みやビジネスプロセスを再構築させる、いわゆるデジタルトランスフォーメーション（DX）への展開へと変わってきました。

　もともとの計画では2020年から「健康・医療・介護のICT本格稼働」を推進する予定だったのですが、新型コロナウイルスの感染拡大によって中断し、データヘルス改革はまだ緒についたばかりです。しかしながら、コロナ禍が後押しするかたちで、データヘルス改革に盛り込まれていたプランが実現してきています。後章で詳しく解説しますが、現況でもロボット、AI、ICTなど、データヘルス改革によるタスク・シフティングや「2025年の壁」を見越したシニア人材の活用推進、組織マネジメント改革、あるいは経営の大規模化や協働化を通じた医療・福祉サービス改革の実現による、医療の生産性向上を図ろうという動きは見え始めています。

　国としては、2040年における医療・福祉分野の単位時間サービス提供量を5%以上向上させ、医師については7%以上向上させることを目標としています。

ペーパーレス推進のメリット・デメリット

メリット	デメリット
カルテ以外の貸出管理不要 情報の一元化 量的監査の簡素化 情報の共有化が進む 書類管理スペースの有効活用 再入力、転写の不要	スキャン業務の負担増加 文書管理システムの追加

◇ ペーパーレスへの動きとRPAの本格導入

究極の労働集約型産業である病院でも、「医師」「看護師」「コメディカルスタッフ」「事務管理スタッフ」などの職種区分ごとに、従来の業務のやり方、コミュニケーションのとり方である紙や口頭での伝達から電子データのやり取りに変わってきました。

現況では、まず医師の仕事では「電子カルテ」や「医用画像連携システム」などの導入があり、看護師も「ナースコールシステム」の導入などにより業務の効率化が図られています。

さらに、コメディカルにおいても、「医用画像管理システム」の活用や、事務部門での「オンライン診療予約・管理」「受付自動化」「院内ナビゲーション」「レセプトなど医事情報管理システム」などが本格導入されています。

ところが前章でも解説したように、2020年に全世界がこれまで経験したことのないコロナ禍に見舞われると、全国の多くの病院でコロナ患者による病床の逼迫および感染を恐れて受診を控える患者の増加などにより、予定入院・予定手術の延期や医療スタッフ離職が相次ぐなど大きな影響が出て、病院経営に大きな打撃を与えました。

東京歯科大学市川総合病院におけるRPA導入の効果

単位：時間

業務名（ロボット名）	部署名	年間削減時間
入院患者シート印刷ロボット	医事課入院係	390
診療情報管理士向けアセスメントチェックロボット	診療情報	520
看護サマリチェックロボット	診療情報	450.7
造影剤 CT/MRI 検査前 eGFR 値チェックロボット	放射線科	260
院外処方箋受付ロボット	薬剤部	18.3
看護日誌統計実行ロボット	医療情報システム	30.4
看護必要度実行ロボット	医療情報システム	30.4
掲示板書き込みロボット	全般	25.6
退院サマリ未作成抽出・集計・掲示ロボット	診療情報	730

一般社団法人メディカル RPA 協会　プレスリリースより

　そのような背景もあり、現況では医療の質を向上させながらも緊急的な措置として、医療現場の労働環境の改善を急ぐために、さらなる IT テクノロジーの活用が進んでいます。

　その1つが **RPA***という、人がパソコンで行う定型作業をソフトウェアロボットに代行させて自動化するツールの導入です。事務部門の作業時間を短縮する目的での RPA の導入事例はコロナ禍以前からありましたが、前記のようにコロナ禍の深刻な事態を受けて、各部門で RPA の導入に踏み切る病院が増えているのです。

 外国のデジタルヘルスケアの動向①
2型糖尿病の治療を変革

　新型コロナウイルスの感染拡大に伴って、世界各地で多くのデジタルヘルスケアのスタートアップ企業が登場していますが、その中で、従来の対面診療に代わる遠隔医療（テレヘルス）に注目が集まっています。遠隔医療によって院外でも看護スタッフによる患者の見守りが可能になっています。米国では高齢者の在宅ケアにおいて、遠隔医療が最初に注目されています。「バータ・ヘルス（Virta Health）」は、「生活習慣病のオンラインクリニック」として、オンラインケアチームの中に管理栄養士や看護師のほか、処方を行う医師が含まれていて、患者に合わせた適切な治療法を設計し、「糖尿病の根本的なメカニズムに取り組み、糖尿病治療の枠組みを管理から逆転させる」ことを目指しています。

 外国のデジタルヘルスケアの動向②
コロナの感染拡大防止アプリ

　海外でもスマートフォンを活用した新型コロナウイルス感染者の追跡ソリューションの導入を進めていますが、AppleやGoogleでは、Bluetoothを使った追跡アプリの実装に取り組んでいます。感染者とその追跡を行うソリューションの課題としてはプライバシーとセキュリティの問題があります。導入している国々ではすべて国民自体に選択権があり、自らの意思でアプリをダウンロードし情報提供に同意するプロセスが導入されています。しかし、どこの国でもユーザーからの信頼がなかなか得られない状況です。人口に対して一定の割合の人々が利用しなければ効果は期待できないことから、慎重な運用が求められています。

***RPA** Robotic Process Automation の略。

◇ダブル・タスク・シフティングによる経営改善

　医療現場の労働環境の改善と共に、近年、病院経営に求められてきたのが、「医療技術とサービスのさらなる向上」と「患者・利用者の満足度の向上」そして「病院内のすべての部門での業務の効率化」です。

　先ほど紹介したRPAは、データのコピー＆ペーストやダウンロード、Excelを使った集計作業や転記作業など、バックオフィス業務の自動化が得意分野で、多くのデスクワークが自動化できます。

　病院経営では、人事をはじめ財務、総務など管理部門の定型業務のほか、医療現場でも薬品や資材の在庫管理など自動化できる業務が多くあります。また、事務職に限らず医師や看護師、コメディカルに属する専門職の領域などでも同様です。前に紹介した電子カルテや電子処方箋などの既存のICTツールとRPAの併用により、さらなる業務の改善が期待されるようになってきました。

　RPAの本質とは、自動化が可能な業務（タスク）をすべてデジタルレイバー（業務を自動化できるソフトウェア型ロボット）にシフトさせることにより、人にしかできない医療行為等の業務に費やす時間を増やそうという、病院内の**ダブル・タスク・シフティング**の実現なのです。

　これまで病院では、事務部門の人員が医師の事務作業などを補うかたちでの業務改善が行われてきました。そこにRPAを導入することにより、さらなる「ダブル・タスク・シフティング」を実現させ、医師や看護師の働き方改革に結び付け、余力を医療の質の向上につなげようという取り組みが、全国のたくさんの病院で活発に行われるようになってきました。

　具体的には、それまで病院にすでに導入されていた生理検査部門用ソフトとか画像診断部門用ソフト、あるいは電子カルテなど様々なシステムにRPAを組み込むことです。これにより、転記作業などの無駄がさらになくなったり、病院内のデータウェアハウス（DWH）に蓄積されたデータの活用が容易になったりします。さらに、病院の経営改善の切り口として期待されるDPC（包括医療費支払い制度）のデータ収集と分析などの活用も実現し、医療の質の評価などをローコストで行うことが可能になり、医療原価のさらなる低減などにもつながります。

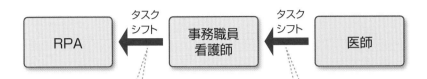

ダブル・タスク・シフティングのイメージ

タスクシフト　RPA ← 事務職員 看護師 ← タスクシフト　医師

・勤怠情報の自動チェック
・医事統計、経営資料作成
・収支簿の作成
・総務系、庶務系各種資料の作成、メール管理
・入院、退院および療養などの証明書発行
・その他入院、退院関係書類など

・診療記録の代筆、代行入力
・処方箋代筆、代行入力
・病例登録、統計情報の入力
・DPC関係の確認など
・診断書作成
・入院、退院サマリ作成

◇自治体・公立病院におけるRPA導入の状況

　自治体の業務全般でのRPA導入については、MM総研の「自治体RPA利用動向調査2021」（2021年5月時点）によれば67%の導入率で、デジタル庁の設置に連動して自治体のDXが進んでいると報告されています。

　自治体ではExcelなどを活用した定型業務が多く、病院の事務管理部門も同様で、かつ慢性的な人員不足に加え、新型コロナウイルスの感染拡大その他に伴う新たな業務への対応に追われているなどの実情があるとのことです。

　そこで、自治体でのRPAの導入により、税に関する業務を中心とするバックオフィス業務のデジタル化が進み、またLINEなどのSNS活用でフロントオフィス業務のデジタル化も進んでいますが、赤字基調で再編も検討されている公立病院でも、事務管理部門を中心にRPAを含むデジタル化が進められています。

全国的にも経営改善が急がれる公立病院では、国の「次世代ヘルスケア・システム」推進と 5G の普及などにより診療情報データなど医療情報の共有や業務の効率化を加速させる必要性があり、また新型コロナウイルスの感染拡大によるオンライン診療の需要の高まりもあることから、RPA 導入を手始めに病院 DX を進める動きが活発化してきています。

大手企業におけるRPAブランド

WinActor	https://winactor.com/
UiPath	https://www.uipath.com/ja/
BizRobo!	https://rpa-technologies.com/
Automation Anywhere	https://www.automationanywhere.com/jp/
Blue Prism	https://www.blueprism.com/japan/
WorkFusion	https://www.workfusion.com/
Auto ジョブ名人	https://www.usknet.com/services/autojob/
BizteX cobit	https://service.biztex.co.jp/
Axelute	https://www.fujitsu.com/jp/
Advanced Process Automation	https://www.logit.co.jp/index.php
Pega Robotic Automation	https://www.insightech.co.jp/index.html
CELF	https://www.celf.biz/
SynchRoid	https://www.synchroid.jp/rpa_portal/
NEC Software Robot Solution	https://jpn.nec.com/softwarerobotsolution/index.html
Nice Robotic Automation	https://www.nice.com/websites/RPA/jp/
Verint RPA	https://www.verint.com/ja/
ipaS ロボ	https://www.stellarlink.co.jp/
Robo-Pat	https://fce-pat.co.jp/

（順不同）

医療法の近年の主要改正点

第1次改正：1985（昭和60）年
都道府県医療計画制度を導入し、全国を二次医療圏と三次医療圏に分けて医療施設を整備。

第2次改正：1992（平成4）年
特定機能病院の制度化、療養型病床群の制度化、医療提供の理念規定の整備。

第3次改正：1998（平成10）年
総合病院制度を廃止し地域医療支援病院を新設、有床診療所への療養型病床群の設置、医療計画制度の充実。

第4次改正：2000（平成12）年
入院医療提供体制の整備。一般病床から療養病床を独立させ、一般病床を結核・精神・療養病床以外の病床と規定。医療における情報提供の推進。

第5次改正：2006（平成18）年
患者の選択に資する医療機関情報提供の推進、広告規制緩和、医療安全対策の強化、患者相談窓口設置の努力義務、医療計画の見直し、医療機能の分化・連携、都道府県の医療対策協議会制度化。

第6次改正：2014（平成26）年
病床機能報告制度と地域医療構想の策定、認定医療法人制度創設、医療事故調査制度創設
➡「社会保障・税一体改革」に基づく患者の状態に適した良質かつ適切な医療を効率的に提供する体制の構築を目指す。

第7次改正：2015（平成27）年
地域医療連携推進法人制度創設、医療法人制度の見直し
➡地域医療・地域包括ケアの充実の推進による地方創生、および医療法人経営の透明性確保とガバナンス強化による非営利性の確保を目指す。

第8次改正：2017（平成29）年
医療に関する広告規制の強化、持分なし医療法人移行計画認定制度の要件緩和、監督規定整備と検体検査の品質制度管理の整備。

コロナ禍が後押しした病院DXの先進事例②
院内コミュニケーションツールの整備

病院内の医師の業務軽減のため、院内におけるコミュニケーションや情報共有の改善も必要不可欠になっていたため、最初に採用されたツールがクラウドによるメールや予定表の管理ツールでした。

◇ グループウェアの利用

院内では、スピーディーかつ正確な情報の共有化と円滑なコミュニケーションを図るため、様々なツールが使用されています。

病院で導入されている**グループウェア**の機能としては、大きく7つほどの機能を満たすものが選ばれています。

- ・院内情報共有機能
- ・設備予約機能
- ・スケジュール管理機能
- ・資料管理機能
- ・掲示板機能
- ・医療機器との連携機能
- ・オンライン会議機能

特に、緊急時における同時伝達性と正確さを確保しつつ関係者との情報共有ができる手段として、利用率が高くなっているのが、**ビジネスチャット**です。

チャットといえば、LINE や Facebook Messenger などの個人用チャットがプライベートで使われていますが、ビジネスチャットには、さらに機能強化されて業務利用に特化したものがあります。

具体的には、グループチャット、ファイル共有、そして情報漏えいやアカウント乗っ取りの抑止といったセキュリティ機能などが強化されています。さらに、院内のツールとのデータ連携や、管理者によるアカウント管

理も可能で、情報漏えい防止にも役立っています。

このほか、ビデオ・音声通話も可能で、さらに Web 会議ツールとしても使えることから、テレワークや出張者とのコミュニケーションも円滑にとれます。

チャットのやり取りで発生したタスクを ToDo リストとして管理する機能もあります。チャットメッセージをタスクとして登録すれば、自動で収集・整理して ToDo リストが作成されます。関係者同士でタスクの進捗状況を共有・リマインドすることで、タスクの重複や抜け、漏れを防ぐことができます。業務で利用する Excel や PDF、画像ファイルなど、様々なファイルをチャット上で自由にアップロード / ダウンロードできる機能があり、リアルタイムでの情報共有だけでなく、あとからファイルをダウンロードして確認することもできます。

このように、ビジネスチャットの活用によって、いつでもどこででも院内外のスタッフとコミュニケーションがとれるようになり、誰もが働きやすい職場づくりが実現し、院内での「働き方改革」が大幅に前進します。

◈ iPadによる非接触コミュニケーション

コロナ禍が続く中、病院内でも「非接触」をキーワードに院内の改装工事が行われたり、新しい設備なども導入されていますが、コミュニケーションツールでも、非接触型のシステムを導入するところが増えています。

「救急患者を断らない」をモットーとしている医療法人沖縄徳洲会湘南鎌倉総合病院（以下、湘南鎌倉総合病院）でも、新型コロナウイルスによる医療崩壊を防ぐための現場起点の医療体制「神奈川モデル・ハイブリッド版」の整備を進め、新型コロナウイルス感染症の可能性がある人を積極的に受け入れていますが、患者と病院スタッフとの非接触コミュニケーションを図るために、Apple デバイス管理ソリューション「Jamf Pro」で管理された iPad を導入しています。

同病院では当初、患者の診察・治療にあたっては医療スタッフとの間にアクリル板を設置していました。しかし、感染力の強さからもっと距離が必要だとして、遠隔で患者と対面できるタブレットを導入したのです。

◇ 非接触医療情報連携ソリューションとしても

　さらに、非接触コミュニケーションの導入は、院内のシステム系スタッフの負担軽減にも効果があることが報告されています。システムの内容としては、院内に小型 IoT 機器を設置し、管理者によるユーザー管理から院内スタッフ間のコミュニケーション（ビデオ通話によるスマート内線）の通信までを、インターネットを経由することなく院内完結で行えるようになっています。

　また、院外の患者とのオンライン診療の場合では、通話開始前に外部サーバーへの問い合わせは発生しますが、接続確立後は端末間の直接通信に切り替わるため、通話の内容がサーバーや他のコンピューターを経由することはありません。院内、院外とも一般的な Web ブラウザーで通信を開始し、PC やモバイル機器などの機種、OS に依存せず、特別な準備なしですぐにコミュニケーションに参加することが可能になっているのです。
　iPad の機能により動画でマニュアルを作成し、患者やスタッフへの操作説明もほとんど接触せずに行えるようになり、アプリを制限し、よりシンプルに機能をしぼることで手軽なコミュニケーションを実現しています。
　システム部門のスタッフが少ないところでは、事務管理の部門とシステム部門を兼務するケースが多く、なかなかデジタル化も進まないことが課題となっていました。
　iPad をはじめとするタブレットの導入は、院内のスタッフの負荷の軽減に役立っています。医療現場においても、電子カルテなどの導入を進めているものの、手術の同意書などの紙文書への押印などペーパーレス化の障害になっているものはまだまだ多く、タブレットによるペーパーレスの推進は効果が高いと報告されています。また、チーム医療が増加していることから、情報共有ツールとしての活用も期待されています。1 人の医師、1 人の看護師では解決できない状況が増えていることから、医療情報の一元管理は必要不可欠になってきています。

コロナ禍が後押しした病院DXの先進事例③
オンライン診療、遠隔モニタリング、遠隔治療

2020年4月からコロナ禍への対応としてオンライン診療、ならびにオンライン服薬指導が時限的かつ特例的に緩和されました。

◇ 対面診療を補完するものとして始まった遠隔診療

オンライン診療は電子処方箋の普及とときを同じくしています。コロナ禍前の1997年の厚生省（当時）の通知で、遠隔診療はあくまで直接の対面診療を補完するもので、初診は原則として直接の対面診療によることが確認されました。この基本は現在でも変わっていません。

それまで遠隔診療の対象は離島やへき地だったものが、2015年からは全国で実施できることも確認されています。診療報酬にオンライン診療料等が創設されたのは2018年度の診療報酬改定のときで、特定疾患療養管理料、地域包括診療料等を算定している初診以外の患者が対象でした。またこのとき、電話などでの再診は緊急時などに限られ、患者から求められて指示を行った場合の評価であることが明確化され、定期的な医学管理を前提として行われる場合には、電話などでの再診を算定できないことになっていました。

しかし、2020年度の診療報酬改定で、オンライン診療料等の対象疾患が初診・再診を問わず拡大され、かつ、対面診療と、リアルタイムでの画像を介したコミュニケーション（ビデオ通話）が可能な情報通信機器を活用した診察（オンライン診察）を組み合わせた診療計画を作成し、当該計画に基づいて計画的なオンライン診察を行った場合に、患者1人につき月1回に限り報酬に算定できるようになりました。

改定では、コロナ禍が収まるまでの期間限定で、医療機関の受診歴の有無にかかわらず認められます。また、処方薬も薬局の薬剤師からインターネットや電話で服薬指導を受けた上、配送で受け取れるようになりました。公的医療の対価として医療機関が受け取る診療報酬は2140円で、対面での初診料（2880円）に比べ4分の3の水準となっています。患者負担は

3割の場合で642円、クレジットカードや銀行振り込みのほか、通院した際にまとめて精算するといった支払い方法になり、実施できる医療機関が都道府県ごとにホームページで公表されるようになりました。

◇ コロナ患者モニタリングシステム

コロナ禍の拡大により重症・中等症専用の臨時病棟を設置し、遠隔モニタリングシステムを導入する病院が増えました。しかし、第5波を迎える段階になると、臨時病棟を含めた重症患者病棟も満床となり、新型コロナウイルス感染症患者以外の救急患者の受け入れを制限せざるを得ない事態に追い込まれました。

遠隔ICUサポートサービスを展開するT-ICUのホームページでは、神戸市立医療センター中央市民病院のコロナ患者受け入れのための増床にあたって、同社の遠隔モニタリングシステム「クロスバイ」を44床分追加提供し、運用しています。

同病院では全国に先駆けてコロナ患者専用の臨時病棟を設け、36の病床にモニタリング用カメラを導入していましたが、新たに追加導入を決め、カメラ総数80台という日本最大級の新型コロナウイルス感染症患者用のモニタリングシステムを稼働させています。光学ズーム可能な遠隔操作カメラとマイク・スピーカーがセットされ、スタッフステーションから患者や現場の医療スタッフの様子が確認できるだけでなく、会話も可能となる仕組みで、ゾーニングした一般病棟でも、限られた人員で個室にいる患者すべてを見守ることができます。スタッフステーションにいる看護師が患者の容体をモニタ越しに確認し、患者の優先度を判断することで、防護服を着用した別の看護師が個室の患者を訪問する際に効率よく行動できるようになっています。

このように遠隔モニタリングシステムは、医療従事者の業務効率改善につながると同時に、患者とのコミュニケーションの質向上にもつながっています。そしてなにより、医療従事者の感染防止策としても大きな役割を果たします。

　現在は、新型コロナウイルス感染症対策の1つとして注目されている遠隔モニタリングシステムですが、その有効性は感染症診療に限られません。今回のコロナ禍で図らずも判明したように、医療現場の人手不足も深刻な問題と化しています。限られた人員で個室にいる患者すべてを見守ることができるモニタリングシステムは、人手不足に悩む医療現場においても大きな力を発揮することでしょう。

◇ 増えているオンライン診療サービスツール

　「ポケットドクター」は、AI、IoT、ビッグデータプラットフォームのマーケットリーダーであるオプティムのシステムと、医療情報のプラットフォームを提供するMRTが培ってきた医療情報および医師・医療機関のネットワークを組み合わせ、遠隔地の医療を必要としている人々と医療の専門家をつなぐサービスツールです。オンライン診療における診療予約から決済までの一連の流れをスマートフォンやタブレット上で実現できる「オンライン診療ポケットドクター」と、医師への相談時間を予約し全国にいる各専門医に遠隔で健康相談を行える「健康相談ポケットドクター」の2つのサービスが提供されています。

　同社のホームページによれば、2018年、愛知県での遠隔服薬指導の実証実験において同機種が採用されたのが始まりとされています。愛知県豊根村では、薬局が1軒もなく、医師の人手不足や高齢化も進んでいて、より効率化した医療の提供が求められていました。

　同年5月に国家戦略特区である愛知県において遠隔服薬指導事業が認められたことを受け、医師・薬剤師の負担を減らしながらより多くの患者のサポートを行えるよう、オンライン診療と遠隔服薬指導を活用した実証実験を行っています。さらにその後も、国立研究開発法人国立国際医療研究センター国府台病院で行われる摂食障害患者へのオンライン診療の臨床研究ツールにも採択されています。

　オンライン診療のサービスツールとしては、このほかにCLINICS、curon、CARADAオンライン診療、YaDocなどがあり、それぞれ独自のサービスを提供しています。

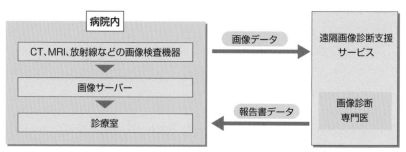

遠隔画像診断支援サービスのイメージ

出典：図解入門業界研究 最新病院業界の動向とカラクリがよ〜くわかる本［第3版］、秀和システム刊

　福岡市に拠点を構えるソフトバンクグループが福岡市と共同で、コロナ禍の第3波の感染拡大以後の対策として、市内の医療施設や高齢者施設、障がい者施設の職員約11万人を対象とした大規模なPCR検査を開始しました。同グループの「ヘルスケアテクノロジーズ社」と「SB新型コロナウイルス検査センター」が福岡市から委託を受けて運営しています。スムーズな検査体制を確立するため、それまで手作業中心だったPCR検査をDXによって効率化したと報告されています。

　マンパワーが必要な一部の業務を除き、すべての業務を一括で処理できる独自システムを開発し、受検者が検査の予約や結果確認をする際には、ヘルスケアテクノロジーズが提供するオンライン健康相談サービス「HELPO」のスマホアプリが活用されています。

　煩雑な検査オペレーションの大部分が効率化・自動化されたことで、自治体職員に負担をかけることなくPCR検査を実施した事例として、全国に紹介されています。

主な医師向けオンライン診療サービスツール

ポケットドクター	https://www.pocketdoctor.jp/
curon	https://curon.co
CLINICS	https://clinics-cloud.com/
YaDoc	https://www.yadoc.jp/
CARADA オンライン診療	https://lp.telemedicine.carada.jp/

医療現場のDX
遠隔管理、手術室支援など

コロナ禍により病院の多くが、感染者の増加と人手不足に対応すべく、医療現場でのDXを一気に加速させました。ICU（集中治療室）の遠隔管理や非接触型治療の導入などです。

◇ ICU（集中治療室）の遠隔管理

　日本の病院においてICUの不足は、コロナ禍以前から指摘されていた課題の1つです。とりわけ遠隔集中治療の支援システムは、米国では1990年代後半から普及していましたが、日本では、2016年に起業したT-ICU社（兵庫県芦屋市）が、米国でよく使われていたテレICUのモデルを持ち込み、集中治療医が遠隔から現場で働く非専門医に対してアドバイスできる仕組みを構築するまで、ほとんど存在しませんでした。

　昭和大学では、2018年からフィリップス・ジャパンの「遠隔集中治療患者管理プログラム（eICU）」を導入しています。病院と離れた場所にある支援センターとをネットワークでつなぎ、支援センターにいる専門医が、病院のICU患者の様子をモニタリングしながら現場をサポートする仕組みになっています。

　ICU（集中治療室）の遠隔管理によって、人手不足で疲弊している医療従事者の負担や感染リスクを軽減しながら、重症患者に適切な治療を提供できるようになりました。

　また、病院全体でも、医療資源やスタッフの効率的な配置が可能になり、より多くの患者を受け入れられるようになりました。

◇ 病院経営の鍵を握る手術室支援

　これまで何度か紹介してきたように、現在、病院・医療のDXとして重点的に研究開発を進めている領域に、「ゲノム医療」「画像診断支援」「診断・治療支援」「医薬品開発」「介護・認知症」「手術室支援」などがありますが、手術室支援についてはかねてから、病院の利益とコストを左右するキーステーションとされてきました。手術の成功は医師と病院への信頼にもつながり、病院のステータスを上げてくれます。

病床数にもよりますが、一般的には手術室の収支は病院経営にとっては重要な位置づけで、設備投資も維持管理費も高額になります。

　そのため手術代も高額になり、患者にとってはその負担は気になるところで、手術執行の効果が問われてきます。

　最近、ハイブリット診療という言葉をよく聞きますが、その代名詞となっているのがハイブリット手術で、患者の身体への負担低減を目指した「最小侵襲手術（Minimally Invasive Surgery）」の進化の過程で誕生しました。この最小侵襲手術の一般化を促進しているのが、医療向けの画像・イメージング技術であり、手術用のイメージング機器を導入し、手術の効率化を促したシステムがハイブリッド手術室と呼ばれるもので、導入が増えつつあります。

　さらに、ハイブリッド手術室を基盤として、IoTやクラウドプラットフォーム、人工知能など、最先端技術を活用した情報システムを備えたものが**スマート手術室**と呼ばれています。

ハイブリッド手術室

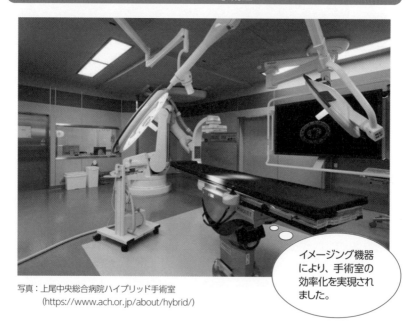

写真：上尾中央総合病院ハイブリッド手術室
　　　（https://www.ach.or.jp/about/hybrid/）

イメージング機器により、手術室の効率化を実現されました。

　ハイブリット手術室やスマート手術室では、手術室内のスタッフの動きや患者のバイタルサイン（血圧・心拍数など）を読み取るセンサーの情報によってDX化されたため、手術室の運営はますます病院経営の将来を握るものとなってきました。

　このほか、手術室支援では、AIによる診断と治療支援、手術ロボットとの連携、VR・AR技術などの活用による支援、といった新しい動きもありますが、詳しくは後章に委ねます。

❖ 医療MaaS「医師の乗らない移動診療車」

　高齢化社会と医師不足という、日本の地方都市特有の課題を抱えていた長野県伊那市では、2019年12月から2020年3月末まで、公共交通機関の少ない中山間地域の住民にも医療を届けることを目的に、MONET Technologies（ソフトバンクとトヨタ自動車の共同出資会社）およびフィリップス・ジャパンとの協業で「モバイルクリニック」実証事業を実施しました。

　過疎化が進行する地方都市では、医師不足も大きな課題です。日本医師会の地域医療情報システムによると、人口10万人当たりの医師の人員数は、全国平均が237.28人なのに比べ、長野県上伊那医療圏では151.92人と低くなっています。

　モバイルクリニックは、医療機器と看護師を乗せた専用車両が住民宅を訪問し、医師が遠隔地からビデオ機能を使ってオンライン診察をした上で、看護師が医師の指示に従って検査や必要な処置を行う、という画期的な仕組みです。

　ICTの活用により、マイカー以外の交通手段による移動をひとつながりのサービスとして提供する手法をMaaS＊と呼びますが、モバイルクリニックでは患者の医療機関への移動や医師の往診の負担が軽減されるほか、高齢者が自らオンラインツールを使用する必要がない点、専用車両の車内という設備の整った環境で診療を受けられる点が評価され、全国的に注目されています。

＊**MaaS**　Mobility as a Service の略。

◇ パーソナルヘルスレコードのアプリで妊婦検診をオンライン化

　高齢や基礎疾患などのハイリスク因子を持つ妊婦が多く通院する慶應義塾大学病院産科では、新型コロナウイルスへの感染リスクを抑えるため、2020年6月から妊婦検診をオンライン化しました。診察時には、メディカルデータカード社が提供する医師と患者のためのコミュニケーションツール「MeDaCa PRO」のビデオ通話機能を使用。体重や血圧などのデータは妊婦が自宅で計測・記録し、中部電力が提供するプラットフォームを介して医師と共有する仕組みです。

　同病院では、もともと2018年からパーソナルヘルスレコード（PHR*）アプリケーション「MeDaCa」を使って妊婦のスマートフォンに超音波画像や検査結果を送信するサービスを導入していたことが、コロナ禍における迅速なオンライン化につながりました。さらに同病院では、2020年11月より、中部電力、メディカルデータカードと共同で、糖尿病・肥満症外来の患者を対象に、血糖のクラウド管理システムを活用した遠隔診療を開始しています。このシステムは、妊婦検診で使ったシステムをベースに、糖尿病患者向けに機能を追加して整備されたものです。

2018年より保険対象となったロボット手術一覧

- 腹腔鏡下胃切除術
- 腹腔鏡下噴門胃切除術
- 腹腔鏡下胃全摘術
- 腹腔鏡下直腸切除・切断術
- 腹腔鏡下膀胱悪性腫瘍手術
- 腹腔鏡下子宮悪性腫瘍手術
  （子宮体がん）
- 腹腔鏡下膣式至急全摘術
- 腹腔鏡下縦隔悪性腫瘍手術
- 腹腔鏡下縦隔良性腫瘍手術
- 腹腔鏡下肺悪性腫瘍手術
  （肺葉以上切除）
- 腹腔鏡下食道悪性腫瘍手術
- 腹腔鏡下弁形成術

---

*PHR　Personal Health Record の略。

07 在宅医療とDX

現在の在宅医療の分野は、様々なデジタル技術の集積により支えられており、それによって新たな在宅医療が普及していくことそのものが、医療の世界を劇的に変えつつあります。現在の在宅医療そのものが医療の世界のDXの1つといえるでしょう。

◇ 移動から始まる在宅医療のDX

　在宅医療の中で、医師を含む医療チームが患者さんの自宅あるいは施設に出向いて診療することを訪問診療といいますが、そのためにはクリニックから患者さんのいる場所まで移動していく必要があります。患者を訪問するときは医師だけでなく看護職、さらには運転手を兼ねた事務職が加わったチームとして活動し、様々な医療機器も持ち運ぶため、移動は乗用車で行われます。この際に役に立つのが、ナビゲーションシステムです。

　現在は、車載されたナビを使うよりも、スマホに搭載されたナビゲーションアプリを用いることが圧倒的に多い状況です。なぜなら、スマホ上で運用される電子カルテに記載されている患者さんの住所をタップすることで、すぐにアプリが起動し経路を示してくれるからです。地図情報が常にアップデートされていることも魅力となっています。

　しかし、ナビゲーションそのものは車載されたナビゲーションの方が見やすく、また交通情報なども取り入れてくれるので、正確であるという状況です。ですから、将来的にはスマホと車載ナビゲーションシステムが連動し、スマホで住所情報をタップするとそれが車載されたカーナビの行く先に自動入力されるようになっていくと期待されています。カーナビも常時アップデートされるようになっていくでしょう。

◇ 群馬県あい太田クリニックのケース

　あい太田クリニックでは、平日は常時10台ほどの往診車が、半径16キロ以内の診療圏をぐるぐると回っています。1日に平均8人ほどの患者さんの緊急の往診依頼が入ってきますので、クリニックのコントロールセンターではこの各訪問診療チームがどこにいるかを常時モニターし、どのチームに臨時の往診を組み入れるか判断し依頼します。

そのときに役立つのが、チームの一員として活動している事務職の訪問診療アシスタントが所有するスマホの位置情報です。クリニックのコントロールチームではすべての診療チームのスマホの位置情報を取得し、1つの画面の地図上に表示するアプリを用いています。それを見ながら臨時往診を依頼します。

　患者さんの診察場面で最も役立っているデジタル化技術は、もちろん電子カルテです。先ほど述べたように常時10チームほどが診察をしていますので、あらゆるところでカルテを閲覧し診察結果などが記入されていきます。ですから電子カルテはクラウド式であることが必須です。つまり、カルテは電子カルテ業者の利用しているクラウドシステムに保存され、いつでも閲覧・編集ができるようになっています。

あい太田クリニックの訪問医療の概要

あい太田クリニック
理事長・院長：野末　睦
所在地：〒 373-0853 群馬県太田市浜町 59-3
TEL：0276-52-8857 ／ FAX：0276-52-8705
URL：https://oota.aiyu-kai.or.jp/

■診療エリア
クリニックから半径 16Km 以内であれば訪問可能です。
例）太田市、桐生市、伊勢崎市、みどり市、館林市、大泉町、邑楽町、千代田町、
　　足利市、熊谷市、深谷市、本庄市

緩和ケア	嚥下内視鏡検査	がん療養支援外来
訪問リハビリ	栄養サポート	フットケア

3TO（VHO）式巻き爪矯正法

あい庄内クリニック
所在地：〒 997-1311 山形県東田川郡三川町大字青山外川原 234-1

あい駒形クリニック
所在地：〒 379-2121 群馬県前橋市小屋原町 1698-1

　診療の出先で他の患者さんの臨時往診を頼まれたときにも、常に最新の状態のカルテを閲覧できるため、紙カルテの場合と違って、クリニックにカルテをとりに帰る、あるいは紙カルテを診療場所まで届けるといったような煩わしさは、まったくなくなりました。

　カルテの閲覧・入力・編集も多くの場合はスマホを用いて行いますので、そのスマホで患者さんの患部を撮影し、ダイレクトにカルテに入力したり、看護師あるいは訪問診療アシスタントが様々な情報を、それぞれが所有しているスマホから入力し、カルテ上の情報を充実させることも同時並行で行うことができます。

　訪問診療で用いる医療機器も小型化され、機能も充実してきています。例えばレントゲン撮影装置ですが、数年前までは、撮影した情報が記録された板をクリニックまで持ち帰って現像する必要がありましたが、現在では患者さんの傍らで撮影した映像を見ることができます。これは例えば経管栄養チューブを入れ替えた際の留置場所の確認に非常に役に立っています。以前は、確認して位置が悪い場合には再度患者宅まで行く必要があったのですが、現在は患者宅に居ながらにして、場合によっては何度でも入れ替えることができます。

　心電図をとるための心電計も、かなり小型化されたことに加え、データを何例でも保存することができます。また、心電図パターンを読み取って、診断についても提示してくれます。その精度も次第に上がってきています。

メモ　外国のデジタルヘルスケアの動向③
　　　　一般消費者向けオンラインソリューション

　医師や医療従事者が不足している中で、医師とのコミュニケーションの前に、一般消費者が自ら適切な判断や対応ができるよう、事前のセルフアセスメントを支援するオンラインサービスの活躍が始まっています。Microsoftの「Healthcare Bot」サービスを活用し、米国国内の疾病予防管理センターや薬局チェーンと医療機関が組織して、住民向けにセルフアセスメントを支援するオンラインソリューションを構築し、提供を始めています。また、Appleでも疾病予防管理センターと共同で、セルフアセスメントサイトを公開しています。

08 コメディカルスタッフとDX

医師と協同して医療を行う医療専門職種として、看護師をはじめとする34職種の
スタッフが病院内で働いています。これらを総称して「コメディカルスタッフ」と
呼びますがこれは和製英語で、英語圏では「パラメディカル（paramedical）」、あ
るいは医療の専門分野を担うため「メディカルスタッフ」と呼ばれています。

◇ チーム医療の要として

　病院が質の高い医療を提供するためには、様々な職種がそれぞれに専門
性を活かし、他の職種とも協力し合うチーム医療が重要になってきます。
当然に病院DXにおいては、コメディカルスタッフの働き方改革も問われ
てきます。

　また、前記した地域医療連携の中でも、薬剤師や訪問看護師、社会福祉
士などの、病院と地域の連携に関わるスタッフの存在が重要になってきて
います。しかし、それぞれの職種ごとに、専門的な医療情報とそれを生み
出す専門的なシステムがあることから、DXとしては、専門的な情報と共
有すべき情報との連携を考えて、前記したように電子カルテから始まる連
携システムの構築が必要になってきます。

コメディカルの種類

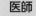

医師

コメディカル			
看護師	公認心理師	介護支援専門員	社会福祉士
薬剤師	臨床心理士	介護福祉士	義肢装具士
医学物理士	管理栄養士	保育士	医師事務作業補助者
臨床検査技師	栄養士	歯科技工士	医療保険事務
診療放射線技師	歯科衛生士	はり師	
臨床工学技士	保健師	きゅう師	
理学療法士	助産師	あん摩マッサージ指圧師	
作業療法士	衛生検査技師	柔道整復師	
言語聴覚士	救急救命士	診療情報管理士	
視能訓練士	精神保健福祉士	歯科助手	

◇ 薬局のDX導入

　薬局においても、電子お薬手帳や電子薬歴、調剤支援、服薬・連携支援システムなど、ICT化のツールは多く開発されています。業務上の通信手段として、いまだファックスをメインに利用している薬局を見かけますが、一方でICT化に取り組む薬局では薬剤師の業務改善が進んでいるようです。

　電子お薬手帳は、従来の紙のお薬手帳から大幅に進化して、血圧や体重、検査結果などの健康情報を収集・管理する、パーソナル・ヘルス・レコード（PHR）の機能を有する製品も少なくありません。これらのデータを病院などと共有することにより、医療の質の向上や事故防止にもつながります。

　調剤業務では、調剤機器に処方データを送り自動で分包作業を開始するロボットや、これまで自動化が難しいとされていた散剤調剤で、薬剤の選択から秤量、分包まですべて人の手を介さずに行える調剤ロボットが、薬局ですでに稼働しています。

　さらに服薬管理の業務でも、患者の自宅での日々の服薬状況をオンライン上で確認できる服薬支援システムが登場し、医師やコメディカルなどとオンライン上で情報共有できる地域のネットワークシステムの整備も進んできました。

　薬局内では、薬歴が紙から電子に移行すると共に、デスクトップ型の電子薬歴からタブレット型の製品への切り替えが進んで、外来や在宅で薬剤師が薬歴を閲覧したり効率的に記載できるようになり、入力の手間が大幅に軽減されました。また、患者の状態に合わせて服薬指導内容を自動掲示できたり、薬の副作用や日常生活上の注意点などを患者に説明しながら指導画面をタッチすると画面上に指導文や薬歴が自動生成されるツールも生まれてきています。

◇ 広がる医療器具の共同購入

　病院の経営環境の悪化が続く中、今後、診療報酬の大幅アップは望めない以上、コストをいかに抑えるかが経営上の大切なポイントになるとされています。特に、医薬品や医療材料などのコストは医業収益の 30% 近くを占めており、こうした費用の削減が鍵となります。現在の日本では、多くの病院が医薬品や医療機器などの購入時の交渉を個別に行っていますが、個々の購買力には限界があり、コスト削減にはつながらないのが現状です。

　そこで最近は **GPO**＊（共同購買組織）による共同購入に参加する病院が増えています。GPO は、「参加病院を取りまとめ、その共同購買力を利用することで、サプライヤー側への価格交渉や契約交渉力を獲得することを目的として設立された事業団体」のことです。参加病院が最良の製品を、最高の条件と価格で購入する手助けをしています。

　米国では、すでに 90% 以上の病院がそれぞれ 2~3 の GPO と契約しており、全体の医薬品、医療器具などの購入のうち 70% 以上が GPO を介して行われています。GPO が会員病院を代表してメーカーと交渉し、価格表を作成。会員病院はその価格表を参照してメーカーに発注する、という流れになっています。

　日本国内で最大級の GPO である日本ホスピタルアライアンス（NHA）には、現在、全国の急性期病院 305 病院 12 万病床（2021 年 4 月現在）が参加しています。購入する医療器具についても、ガーゼやマスクなどから、最近では超音波診断装置や手術台、さらには MRI など高額なものへと広がっています。

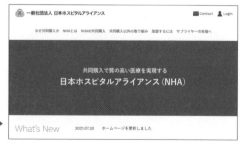

日本ホスピタルアライアンスの▶
ホームページ

＊**GPO**　Group Purchasing Organization の略。

コラム

国立がん研究センター東病院と
鶴岡市立荘内病院の「オンライン連携」

　2020年11月、**鶴岡市立荘内病院** ＊と**国立がん研究センター東病院** ＊が連携協定を結び、遠隔診療の「がん相談外来」をスタートさせています。

　荘内病院で治療中の患者とその家族を対象に、専門医がセカンドオピニオンを提供しています。毎月第1金曜日に国立がん研究センター東病院の専門医が直接相談に応じ、院外のセカンドオピニオンとしての役割を担い、患者と家族は主治医・担当看護師に受診希望を伝えて、再診料のみで利用できる仕組みになっています。

　家族同伴の受診が原則で、相談時間は1患者当たり30～60分。荘内病院側の主治医が同席しての相談も可能で、より効果的な治療に向けて支援しています。また、他病院の患者もかかりつけ医からの紹介などで荘内病院を受診後、この遠隔診療が利用できることから、庄内地方全体でのがん治療の中心的病院になることを目指しています。

　国立がん研究センターは、2017年4月に慶應義塾大学先端生命科学研究所、山形県および鶴岡市と連携拠点協定を締結し、国立がん研究センター鶴岡連携研究拠点がんメタボロミクス研究室を立ち上げ、がんの診断薬などの研究を進めてきました。医療連携協定は、これまでの連携・協力から発展した新たな取り組みで、国立がん研究センター東病院のがん看護専門課程への研修参加をはじめ、メディカルスタッフの人事交流なども予定されています。さらには、がんの遠隔治療にまで進めて、日本国内の遠隔診療モデルの実現を目指しています。

＊鶴岡市立荘内病院　　　　　https://www.shonai-hos.jp
＊国立がん研究センター東病院　https://www.ncc.go.jp/jp/ncce/

患者・利用者接点のDX

　病院DXを推進する上で欠かせないのが、患者・利用者に対しての自院のDXです。

　病院DXは、新しいデジタル・テクノロジーを用いて医療の質の向上や病院スタッフすべての働き方改革を実現し、患者視点で新たな価値を創出し、満足度の向上が病院の経営革新につながることを意味しています。そして、満足度の向上に含まれるのが、医療事故防止および接客力やサービス力の向上です。

　病院業界には、1995（平成7）年から「病院機能評価事業」というものがあります。

　次世代医療機能評価のビジョンに基づいた評価事業で、この中にある「患者満足度・職員やりがい度活用支援」は、医療の質を測る指標の1つとして調査・集計・分析されています。病院機能評価の訪問審査を担当する調査者を**評価調査者**または**サーベイヤー**と呼んでいますが、サーベイヤーには「診療管理」「看護管理」「事務管理」の3つの専門領域があり、次の4つの領域に分けて評価します。

　①領域　「患者中心の医療の推進」
　②領域　「良質な医療の実践1」
　③領域　「良質な医療の実践2」
　④領域　「理念達成に向けた組織運営」

　最終的には一定の水準を満たした病院が「認定病院」となり、地域に根ざし、安全・安心、信頼と納得の得られる医療サービスを提供すべく、日常的に努力している病院として広く紹介されていきます。

　病院全体がこのビジョンに取り組むためにも、DXの推進が必要になってくるのだと思います。

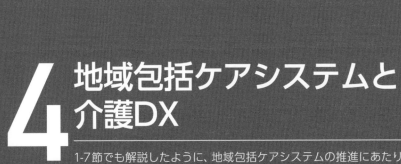

4 地域包括ケアシステムと介護DX

1-7節でも解説したように、地域包括ケアシステムの推進にあたり、病院・医療DXと共に、介護施設におけるDXの推進も同じプラットフォームに上がってきました。本章では、介護施設などにおけるDXの推進について考えてみたいと思います。

住まい・医療・介護・予防・生活支援の一体的な提供

地域包括ケアシステムの構築を目指す一方で、日本では 2025 年以降、要介護者を支える担い手となる生産年齢人口が減少し、人手不足が深刻な社会問題になることは必至です。

◇ サービス利用者の急増と介護職員の人手不足

2000 年 4 月に創設された介護保険制度は、創設から 20 年を超え、要介護（要支援）認定者の数は 2000 年の 218 万人から現在は 267 万人になり、2045 年には 401 万人に達すると予測されています。

また、介護職員の人手不足も深刻で、現在の予測では 2025 年には約 43 万人の不足、2035 年には約 79 万人の不足が見込まれています。

この問題への対策としては、

①機器・IT の導入等による労働時間・労働負荷の軽減
②機器導入・処遇改善等による離職率低下
③高齢者などの潜在的なリソースの活用

などが考えられてきます。

①の具体的な対応としては、テクノロジーの活用（センサー、インカム、通信環境などに対する支援）や、3 人を 1 人で見るための人員配置に向けた機器の開発、あるいはエビデンスによる介護報酬・人員配置の見直しなどが考えられます。さらには、文書の簡素化・標準化、ICT などの活用、また文書様式そのものに関して、自治体ごとのローカルルール見直しに向けたインセンティブや行政文書提出のための全国統一システムなどが考えられています。

しかし、この業界は、記録・請求業務などの紙ベースの業務処理が多く、ICT の活用などは十分とはいえない状況にあります。また、介護職員の平均年齢も高く、IT リテラシーの低さが指摘され、システム化の遅れを招いています。

◇ 介護DXの必要性

　サービス利用者の数に対する介護職員の人手不足への対策として、介護予防などで要介護・要支援の対象者と職員のミスマッチを先送りさせる必要性も叫ばれていますが、DXの範疇(はんちゅう)として考えるにはいまだ具体的ではありません。

　もともと介護は、利用者やその家族などがよりよい暮らしを送るための生活支援の制度であり、ICTの導入による効率化は、たんに人手不足に対応するためではなく、データやエビデンスの取得・活用が、介護予防領域にも寄与し、利用者の生活の質の向上につながり、サービスの質を高めるという観点で考えることが必要だからです。

　また、現時点で考えなければならないのは、地域包括ケアシステムの進化の過程での介護DXです。介護周辺分野の事業者との情報共有による連携（医療・介護連携、薬剤師などとの地域連携）に向けた機器やシステムの開発なども、エビデンスによる介護のための有効な方策になってくるのです。

　医療連携の強化などにより、シームレスなサービスの提供を実現し、介護サービスの利用者のみならず、介護に関わる家族や介護に携わるすべての人のQOLの向上が目標となります。そのためには、これまで解説してきた病院・医療DXのほか、これからは介護の場面も含めた、地域包括ケアシステム全体でのDXの推進が不可欠です。

　介護保険利用者の医療情報の共有化や、介護情報の可視化とそのデータの利活用、さらには介護現場におけるオペレーションの進化と生産性の向上などが必要です。

◇ コロナ禍の影響で生じたDXの必要性

　コロナ禍の影響は、介護の現場でも大きなものがありました。他の業種では、濃厚接触を防止する手立てとしてテレワークの推進などICTを活用した業務改善などが図られていますが、デジタル化が遅れている現場ではそういった対応が困難でした。特に、高齢者が感染すると重症化しやすいため、早急な対応のためのDXが求められていたにもかかわらず、多くの事業所では迅速な対応がなかなかとれていませんでした。

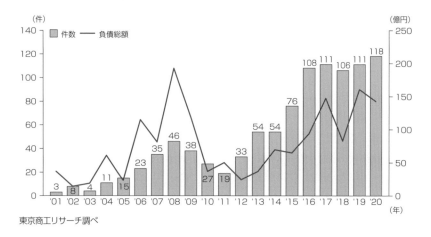

老人福祉・介護事業所の倒産（年次推移）

東京商工リサーチ調べ

　また、コロナ禍が原因となった介護事業所の倒産も相次いでいます。東京商工リサーチの調査では、2020 年（1-12 月）の「老人福祉・介護事業所」倒産は 118 件に達し、過去最多を更新しました。

　新型コロナウイルス感染拡大で利用控えなどが進み、経営が悪化した新型コロナ関連倒産も 7 件発生。人手不足などで経営不振が続く小規模事業者に加え、倒産件数を押し上げたかたちとなりました。

　業種別では、「訪問介護事業」が 56 件（構成比 47.4%）と半数近くを占め、深刻なヘルパー不足が影響しました。次いで、デイサービスなどの「通所・短期入所介護事業」が 38 件（同 32.2%）で、前年から 18.7% 増加。大手企業との利用者の獲得競争が激しく、倒産増加の一因にもなっています。

　コロナ禍による利用控えが長期化するおそれがあると共に、施設の感染防止対策の強化などの費用負担が経営を圧迫する可能性もあります。さらには、経営者の事業継続の意欲が弱まることも危惧され、介護施設は必然的にデジタルを活かした人材不足解消に取り組む必要性に迫られています。また、マーケティングにおいても、「安心感のあるサービス提供」が、入居率と信頼性を向上させる方法の 1 つでもあり、デジタルを活用した経営戦略も必要になっています。

02 介護DXによる業務の効率化とサービスの質の向上

介護 DX の推進にあたり、向かうべき理想の姿というのは、前記したように、ケアマネジメントのような間接的業務の効率化と、直接の介護サービスにおける質の向上という 2 つの面に分けて考えられます。

◇ 地域包括ケアシステムにおけるケアマネジャーの位置づけ

　医療と介護の包括ケアというのは、1 業態、1 事業所で完結するものではなく、地域単位での最適化を考えなくてはなりません。

　利用者に医療として関わってきた医師や看護師、薬剤師など、および介護サービスを担ってきた介護士や社会福祉士など、様々な関係者が同じ 1 つのプラットフォームで情報を共有し、その情報をもとに、それぞれの専門的な見地から利用者をサポートしていく仕組みが、地域包括ケアサービスです。

　直接の介護サービスを施設系介護サービスと居宅系介護サービスに分けて考えることもできますが、介護の各種サービスをコーディネートし、地域包括ケアシステムではハブ的存在として重要な役割を担っているのがケアマネジャーという資格者です。

　ケアマネジャーの業務は、利用者のケアや関係各所との調整、請求業務など膨大で、医療・介護・リハビリ・看護・福祉など必要な知識も多岐にわたってきます。

　また、介護サービスの事業所は多く、中小規模がほとんどであることから、必要な情報がデジタル化されていないという問題があります。

　いまだに FAX や連絡票などの紙メディアを介護事業所との連絡に使っていたり、介護保険に関わる通達事項や知識として必要な論文、参考文献なども紙による情報しかないことも多く、ケアマネジャーの多くが抱えている悩みとしても、ケアプランの作成に関わる困難とか、作成とやり取りの量的負担が大きいといったことが挙げられています。

◇ ケアプラン作成支援AIへの期待

　NTT データ経営研究所では 2019（令和元）年に、AI を活用したケアプラン作成支援の有効性について実証実験をしています。

　AI が優位性を発揮できる機能を活かしながらケアマネジャーを支援することで、自立支援への新たな「気づき」や業務効率化につながり、結果として利用者・関係者との関係性構築や利用者の意欲の引き出し、意思決定支援などの対人援助業務に注力できることが期待されている、としています。

　かねてからケアマネジャーの業務支援への期待は大きいものの、AI の活用による業務効率化やケアマネジメントの質向上、利用者の自立支援等の効果については十分に検証されていませんでした。

　この実証実験では、AI システム（ベンダー）を、「音声入力による事務負荷軽減」「知識・情報の補完」「パターン化したニーズ分析・目標設定」「将来予測」などに着目しながら、3 社から選定しています。

　実証実験の結果として、文章のサポートやデータから導き出した将来予測などのサポートによって、ケアプラン作成時間の短縮と負担軽減の効果があった、と報告されています。さらに、ケアマネジャーがいままでわからなかった新しい視点を得ることができ、利用者へのプラン説明時には納得感が向上した、という報告もされています。

　手書きのときと同じ環境で同じ担当者がケアプランを作成している関係から、考え方に変化を与えるのは簡単ではないものの、AI を活用して異なる意見を入手することにより、利用者が期待する、よりよいケアプランを作成できる可能性が生まれてきた、と締めくくっています。

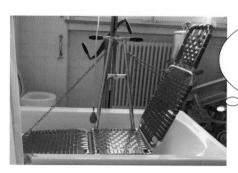

AI の活用などにより利用者の期待に気づくことが求められています。

◇ コロナ禍と介護報酬の改定を機会に

　ケアマネジャーの不安を軽減すると共に、利用者側にも多くの情報が提供されることは、介護サービス利用者にとっての QOL 向上にもつながることから、そうした課題をデジタルの支援で解決しようということが、介護 DX の出発点となっています。

　前章でコロナ禍が病院・医療 DX を後押しした事例を紹介していますが、介護 DX においても、国の 2021 年度の居宅介護支援に関する報酬改定では、ICT や人工知能（AI）を活用することで、質を担保しながら取り扱い件数を増やすことが可能である旨が明記されました。

　これによって、基本報酬に適用される「逓減制」の担当ケアプラン件数の基準件数が、40 件以上から 45 件以上に引き上げられることになったのです。その背景には、適切なケアマネジメントの実施を確保しながら経営状況の改善を図る、という目的がありました。

　2021 年度の改定では、サービス担当者会議をテレビ電話などを活用して行うことができるようになりました。ただし、利用者または家族が参加する場合、その同意を得なければなりません。また、テレビ電話などの活用については、個人情報保護委員会・厚生労働省「医療・介護関係事業者における個人情報の適切な取扱いのためのガイダンス」、厚生労働省「医療情報システムの安全管理に関するガイドライン」などを遵守することになっています。

今後の介護報酬改定における主な論点

- 地域包括ケアシステムの推進
- 自立支援・重度化防止の推進
- 介護人材の確保、介護現場の革新
- 制度の安定性・持続可能性の確保

03 施設系介護事業所におけるDX

近年、人材不足を背景に、先進的な介護 DX の導入事例が報告されていますが、施設系介護事業所では、「センサー」「インカム」「ロボット」という 3 つのデジタル化が進んできています。

◇ 進化するセンサー技術

センサーを活用した DX の事例としては、センサーに AI を組み合わせた、要介護者の見守りを支援するシステムがあります。これまでは電波センサーによって人の動きを感知するだけでしたが、居室にカメラとベッドセンサーを設置し、AI を搭載したカメラで見守ることで、職員か利用者かの判別もつき、夜間の巡回業務の効率化につながります。

また、ベッドのマットレスの下に設置したセンサーで、寝返りや呼吸、心拍などの複数のデータを測定するサービスも生まれています。職員がモニターや各自のモバイル端末でリアルタイムに閲覧・確認することが可能で、見回りの負担軽減や緊急事態の早期発見につながっています。

さらに、ベッドまわりのセンサーには、「においセンサー」により便や尿を検知し、適切な排泄介助のタイミングを介護職員に知らせるものなどもあります。

身近になった 5G を活用し、入居者の顔認証や配膳業務の効率化、食事量記録などの業務量軽減を目指している介護施設も登場してきました。

◇ インカムの導入による作業の効率化

インカムを導入する施設もまた増えています。介護施設においては職員が移動に時間と体力をとられすぎていることが指摘されており、施設によっては 1 日 2 万歩から 3 万歩、距離にして 10 キロから 15 キロになっているという報告もあります。インカム導入で「動線」が変化し、無駄な動きを軽減することができます。

最近は、かつてのようなトランシーバー型ではなく、LINE WORKS というビジネスチャットツールの無料グループ通話機能を活用している例も紹介されています。骨伝導式ワイヤレスヘッドホンとスマホを Bluetooth で接続することにより、両手がふさがった状況でも一斉に情報共有ができる仕組みで、情報共有のリードタイムを短縮し、より質の高い介護サービスを提供しようというものです。

◇ 介護ロボットの導入

施設系介護の職員は、入浴介助や排泄介助、食事介助など様々な業務を行う必要があるので、1日で消費する体力は相当なものになっています。こうした業務のきつさが離職の要因の1つにもなっています。

介護ロボットの開発・普及の促進については、介護職員の離職を防ぐ手段として国でも積極的に支援し、技術開発も進んでいます。

現在、介護施設における間接的業務の代替ロボットが世界的にも注目されています。2018年に日本で紹介されたヒューマン支援の人型ロボット「アイオロス・ロボット」（米国アイオロス社製）は、AI搭載型で、空間認識機能と物体検知能力を持ち、周辺の環境地図の作成と自律走行が可能で、また2本のアームで物品の運搬もでき、エレベーターでの移動も可能になっています。物体検知能力は、入居者の認識のほか、生体信号検知機能により発作や転倒の検知・発見を可能にしています。

さらに、介護ロボットの一種として、介護職員の体力を補うパワーアシストスーツにも注目が集まっています。

これから登場が期待される技術

- コンシェルジュロボット
- 移動支援
- 見守り支援
- 認知症セラピー
- レクリエーション
- 生体チップ
- 送迎
- 機能訓練支援
- 食事支援
- 介護記録・請求業務
- 移乗支援
- 排泄支援
- 服薬支援
- 日常業務支援

居宅系介護事業所のDX

居宅系介護を前節で紹介した施設系介護と比較したときに特徴的なのは、多様なサービス関係者とそれをコーディネートするケアマネジャーとの連携が強く求められるという点です。

◆ 訪問と移動、情報の共有化

居宅系介護では、ケアマネジャーはもとより訪問看護ヘルパーなどが利用者宅を訪問する、あるいは利用者がデイサービスやデイケア、ショートステイなどの施設を利用する、といったときの送迎・移動という場面が多く登場してきます。

ケアマネジャーの業務に関するDXについては4-2節で解説したとおりで、ケアプラン作成に関してAIやICTを使った支援を行うことで実現される部分がありますが、訪問計画や送迎計画の各種書類作成、事業所間での利用者に関する情報の共有化などの課題が出てきます。

居宅系介護の現況を見ると、介護士や理学療法士、作業療法士など、個人の経験に基づいた業務が中心で、まだまだ多くのサービスで標準化されていない部分があります。

さらに、前記したように居宅系介護では多くのプレーヤーたるサービス提供業者が、ケアプランという1つのプラットフォームに集まってチームを形成します。また、同居していない家族もこのプラットフォームに参加することから、チーム内のネットワークを整備すると共に、コミュニケーションツールが必要となります。

◆ 通所介護(デイサービス)における送迎業務の効率化

施設系、居宅系を問わず、介護士は利用者の生活をサポートすることがメインの仕事になります。しかし、サービス業務だけでなく、介護日誌の作成や家族への連絡、ケアプランの作成など事務作業も多く、それもまた負担となっています。

介護士が利用者の生活サポートに自らの専門業務の多くの時間を割けるように、その他の業務の効率化が求められています。特に、前記したように訪問と移動に関する生産性向上が大きな課題になっています。

　最新の事例としては、AIとカーナビの連携型による業務車両管理システムを導入し、効率的な送迎や安全な場所での乗降介助などのナビゲート機能を活かしているところがあります。パナソニックカーエレクトロニクスが開発した業務用車両管理システム「DRIVEBOSS」は、利用者の情報を考慮し、効率のよい送迎ルートを作成できます。

　介護施設の送迎では、利用者の車椅子利用の有無、直前連絡の要不要、車の乗降に要する時間、座席の配置、施設からの距離など様々なことを考慮して送迎計画を立てる必要がありますが、複雑な情報をもとにしたルート予測をAIが代行し、送迎にかかるスタッフの負担軽減につなげています。

◇ AIチャット

　また、コロナ禍にあっては、人との接触機会を極力減らすサービスの提供が求められ、そのために前記したような、生活の補助を行うための介護ロボットの導入や、スムーズな意思疎通のためのコミュニケーションツールの導入も図られています。また、遠距離に住む利用者の家族とのコミュニケーションのオンライン化も必要とされています。

　その中でいま導入が進んでいるのが、AIチャットボットの活用です。

　介護記録に関する作業もAIチャットボットで行うことができ、さらには業務マニュアルを学習させたAIチャットボットの導入で、人材育成を図っている事業所の事例も報告されています。

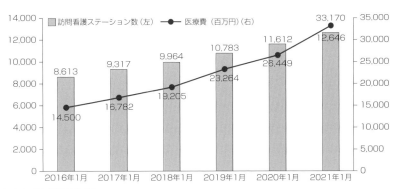

訪問看護ステーション　医療費と事業所数

出典：厚生労働省医療統計

介護のデータベースの活用に よる科学的介護

介護スタッフの働き方改革とサービスの質向上の両方の実現に役立つとして、厚生労働省は、新たな介護のあり方を「科学的介護」と名づけ、その推進に取り組んでいます。業務の効率化とサービスの質向上はまさに DX のテーマでもあります。

◇ 介護のデータベース収集の取り組み

　2000 年にスタートした介護保険制度ですが、厚生労働省では、科学的アプローチに必要なデータを集めることを目的に、2009 年度から収集していた要介護認定情報に加えて、2012 年度からは、介護保険レセプト情報も市町村から収集し、「介護保険総合データベース（介護 DB)」を作成しています。

　さらに 2017 年度からは、通所・訪問リハビリテーション事業所からリハビリ計画書などの情報を収集し、通称「**VISIT**＊」と呼ばれるデータベースを作成し、運用を開始しました。

　この VISIT を通じてデータ提出を行うことで得られる介護報酬の加算も新設され、リハビリに関するデータ収集も始まりました。

　その後、VISIT ではまだわからない高齢者の状態やケアの内容などのデータ化も必要になるとして、信頼性と科学的妥当性がある 265 の収集項目を選定し、2020 年度からは通称「**CHASE**＊」というデータベースで、これらの項目についてデータ収集を始めています。

＊**VISIT**　　monitoring & eValuation for rehabIritation ServIces for long-Term care の略。
＊**CHASE**　　Care, HeAlth Status & Events の略。

◇「LIFE」という新しいデータベース

2021年度からは、CHASEとVISITが統合されて**LIFE**＊と名称を変え、本格稼働していくことになりました。

まず各介護事業所で、利用者の基本情報や、提供したケアの内容、利用者の状態に関するデータなどを登録し、集められたデータを匿名化して厚生労働省のデータベースに蓄積します。各介護事業者はLIFEのサイト上で請求すれば、そのデータから導き出されたフィードバック情報を得られるようになる、という仕組みです。

フィードバックされる情報には次のようなものがあります。利用者単位では、利用者の年齢・性別・要介護度といった背景を踏まえ、状況が似ている人のADL（日常生活動作）や栄養状態の全国平均と比較することによって、その人に推奨されるケアの内容を示してくれます。

また事業所単位では、同様に全国平均と比較した自施設の傾向などをフィードバックさせ、施設としてこれからどんなことに注力していくべきなのかがわかります。現場ではこれらを参考に、計画書の見直しや日々のケアの改善をしていくことが可能になります。

2021年度の介護報酬改定においても、LIFEを活用することを前提とした加算や加算上位区分も設けられたため、介護報酬上でのメリットも出てきました。

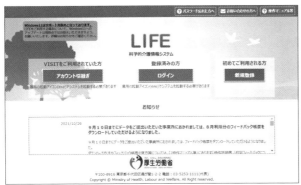

◀LIFEホームページ

＊**LIFE** Long-term care Information system For Evidence の略。

◆ 科学的アプローチで変わる介護の仕事

これまで、介護のデータベースとしては、先に紹介したように、介護DB（介護保険総合データベース）とVISIT（通所・訪問リハビリテーションの質の評価データ収集等事業）、CHASE（介護に関するサービス・状態などを収集するデータベース）がありました。

しかし、VISITやCHASEの普及や活用は予想以上に困難だったといわれています。

日本の介護において、あまりデジタル化が進まなかった背景として、個々のサービスの事業所の経営体が小さいことや、ICT化などがあまり介護報酬制度には反映されなかったこと、そして、各施設が使っている、いわゆる介護ソフトがまちまちで、介護のアウトカムに関わるデータベースの構築や運営が遅れてきたという問題が指摘されています。

2018年度介護報酬改定で、VISITを後押しするために、VISITへのデータ提出を要件とする「リハビリマネジメント加算（Ⅳ）」が新設されたのですが、2020年に全国758カ所の事業者を対象にした調査では、VISITを現時点で「活用していない」と回答した事業所が85.2%にものぼったと報告されています。その理由では、VISITに入力する負担が「大きい/やや大きい」との回答が9割近くを占めていました。さらに、そのあとに本格稼働したCHASEについても、2021年度介護報酬改定による評価やインセンティブが想定されているものの、本格導入には至っていないようです。

また、課題として挙げられているのが、これまでの介護に関わる3つのデータベース間の連携、および介護保険のレセプト情報・特定健診等情報データベース(NDB)との連携です。

◆ 2021（令和3）年度介護報酬改定のポイント

2021年度の改定では、コロナ禍の影響も加味して、すべてのサービスについて基本報酬が引き上げられており、最終的な改定率では全体で＋0.70%になっています。

また、医療と介護の「連携」に関する報酬の設定があり、老健施設については、「医療から在宅療養への架け橋となる中間施設」という位置づけで、主治医と連携することに対して報酬が設定されています。

　そして、先に紹介したLIFEのスタートによる介護報酬の改定です。今回新設されたのは「科学的介護推進体制加算」といわれるもので、CHASE・VISITへのデータ提供と、そのフィードバックの活用により、ケアの質向上を図ることに対する加算です。医療保険の診療報酬のデータ提出加算と同様に、フィードバックを活用することを求めています。

コラム　スマート介護

　介護業界には、業務の中でいま一番多くの時間をとられている介護記録業務が、将来はなくなるのではないか、という未来予測があります。

　例えば、AIを使用した対話型の音声記録と、それを取り込むAIによるケアプラン作成支援システムが当たり前となっていたり、AIが要介護認定からケアプラン作成までを行い、現場の多くのスタッフによるサービスはロボットが肩代わりしている姿が予測されています。

　また、利用者に生体チップを埋め込み、施設に設置されたセンサーから利用者の心身や健康の状態、気持ちなどの変化を読み取り、さらにAI搭載のセンサーで行動の情報も収集できるようになるかもしれません。

　そしてそれらの内容はすべて自動的に記録されます。請求事務もそのまま自動化され、不正請求や返戻などもチェックされます。

　ケアマネジャーをはじめ、すべての介護職員は煩雑な事務作業から解放され、時間的にも精神的にも、ゆとりをもって利用者と向き合えるようになり、本来の仕事である、人間にしか行うことのできない温かいケアを実施することができる――こうした未来が**スマート介護**と呼ばれるものです。

医療・介護・健康分野の情報連携基盤の構築

現在、政府全体で進めている、レセプトに基づく薬剤情報や特定健診情報といった患者の保健医療情報を、患者本人や全国の医療機関等で確認できる仕組みの構築について、総務省では、医療・介護・健康分野の情報連携基盤の在り方や具体的なネットワーク利活用モデルの実証事業を進めています。

◇ 地域医療連携ネットワーク(EHR)の高度化に向けた取り組み

現在、医療や介護、健康の分野において、医療データの取り扱いについて積極的に ICT を活用していこうという動きがあります。

その1つが、地域医療連携ネットワーク (EHR) の高度化と標準化で、低コスト化を図りながら相互接続を推進する取り組みです。

EHR*は、地域の病院や診療所などをネットワークでつないで、患者情報などを共有し活用する基盤のことを指しています。

大分県臼杵市の「うすき石仏ネット」では、市内の病院、診療所、調剤薬局、介護施設、訪問看護ステーション、居宅区介護支援事業所、消防署、そして健診データなど、地域包括ケアのための情報連携を推進しています。住民約4万人のうち1万9500人ほどが登録する、地域密着型の地域医療連携ネットワークとなっています。

神奈川県横浜市鶴見区の「サルビアねっと」は、都市部における ICT を活用した地域医療連携ネットワークとして、医療機関と介護施設等が参加し、医療情報を地域の医療・介護従事者間で共有する取り組みを行っています。

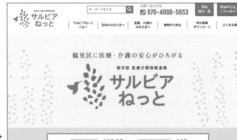

サルビアねっと▶

＊EHR　Electronic Health Record の略。

　さらに、広域連携としては、山形県酒田市・鶴岡市・遊佐町・庄内町・三川町・新庄市が参加した「ちょうかいネット」があります。酒田市では、処方情報や調剤情報を電子的に共有し、過去の調剤情報をリアルタイムでチェックする仕組みにより、重複調剤や併用禁忌薬の調剤など、ポリファーマシーの発生有無を確認する調査を、酒田地区薬剤師会と日本海総合病院で進めています。全国統一クラウド型サービス「ID-Link」を活用した庄内地域医療・介護情報ネットワークで、医療連携に不可欠な診療録（医療記録）などを開示し、地域の医療従事者が一体となってシームレスな医療の提供を目指しています。「Net4U」を運営していた鶴岡地区もちょうかいネットに参加し、庄内二次医療圏全域での連携が実現しています。

◇ PHR(パーソナルヘルスレコード)とAIの利活用

　医療データの利活用として、病院や薬局ごとに保存・保管している個人の医療データであるパーソナルヘルスレコード (PHR) を、本人自身が管理できるようにし、具体的なサービスモデルや情報連携技術モデルを構築し、散在している診療の記録などを1カ所に集約しよう、という動きがあります。

　これまで日本では、「母子健康手帳」や「学校健康診断の結果」、「定期健康診断の結果」、さらには「疾病管理手帳」や「お薬手帳」など、ライフステージに沿い、さらには体調によって、たくさんの個人の健康・医療に関する情報を、紙媒体に記録として残してきました。それらをデータとして一元的にまとめることで、本人が自分で管理・活用していこうという活動で、介護とも密接な関係を持ってきています。

　PHR には、脈拍、血圧、体温などの身体から取得できる情報であるバイタルデータも含まれているため、バイタルデータや健診・検診結果を統合し、その人の健康状態によりマッチした良質な健康増進プログラムや予防プログラムを提供することも可能になります。

07 地域包括ケアにおける クリニックの位置づけとDX

高齢者の急増の中、総合的な診療や認知症対策、予防医療、地域連携、地域活動など多くの場面で、クリニック（かかりつけ医）にも深い役割が求められるようになってきました。

◇ 病院の機能分化とクリニックの役割

　これまでの地域医療体制は、急性期の大病院を頂点に、回復期病院、さらに地域のかかりつけ医、という垂直連携が中心となっていました。しかし、地域包括ケアシステムの推進にあたっては、最初の入り口となるクリニック（かかりつけ医）を中心に、訪問看護師やケアマネジャー、介護士ら、介護分野の人々とも連携する水平連携が中心になっています。

　2018年度の診療報酬・介護報酬の同時改定から、医療計画と介護保険事業計画などがリセットされ、これに在宅医療介護連携推進事業などの地域支援事業も加わり、かかりつけ医の役割がとても重要になってきた。

　現在、数だけを見れば、中小病院と有床の診療所など、入院ができる施設は数多くあり、高齢者の在宅支援システムの構築も進んできました。

　検査から始まり、診断、治療、ときに投薬、健診などの一連のサービスがワンストップでできる体制にもなっており、これが地域包括ケアシステムの原動力にもなっています。

かかりつけ医に求める6つの機能

①患者中心の医療の実践

②継続性を重視した医療の実践

③チーム医療、多職種連携の実践

④社会的な保健・医療・介護・福祉活動の実践

⑤地域の特性に応じた医療の実践

⑥在宅医療の実践　　　　　　　　　　　　　　　　（日本医師会）

　自治体と地域の医師会が両輪となって横の連携を推進していくには、行政がイニシアチブをとり、仕組みづくりを進める一方で、横の連携としての多職種のプラットフォームとして、ケアマネジャーとかかりつけ医がリーダーとなってまとめていく必要性が出ています。

　日本医師会は 2016 年 4 月、かかりつけ医に求められる 6 つの機能を定めています。

◇ クリニックの役割とDX

　このように役割を増してきたクリニックにとって、自院の力をさらに発揮していくには、地域包括ケアシステムの中での自院の DX の推進が必要です。クリニックの DX では、患者にとってのバリュー、医療従事者にとってのバリューという、2 つのバリューを生み出します。

　患者にとってバリューとなる DX とは、基本的には「病気にならないための医療と介護」で、あらゆる医療データと個人の生活習慣や趣味嗜好などのデータがすべて取得され、それらのデータを AI が解析することで、疾病のリスクを示し、そのリスクを抑えるための行動提案などを行ってくれるものです。

　1-3 節で紹介した Apple Watch をはじめとしたウェアラブルデバイスは、健康・予防医療の実現を目的に使われ始めています。

　また、LINE とエムスリーが共同でリリースした LINE ヘルスケアでは、LINE という浸透しているアプリの中から、医師に病気のことについて気軽に相談できるような仕組みが提供されています。このような健康データや生活行動データは、予防のための医療にシフトしていく上で必要不可欠なものです。

　さらに、5G やスマートフォンなどの進化により、オンライン診療が実現し、これからはクリニックに行かなくても医師の診察を受けられ、やがては処方薬も自宅までその日のうちに配達される仕組みも構築されようとしています。

◆ ポリファーマシーの解消

　患者にとってのバリューの１つとして、ポリファーマシーの解消が期待されます。ポリファーマシーとは、複数（poly）の調剤 (pharmacy) による害のある多剤服用のことを指しますが、必要とする以上の薬を服薬していたり、服薬アドヒアランスの低下といった問題につながり、それを解決するためには、医師、薬剤師をはじめとした医療スタッフ全体が、患者さんの服薬データをはじめとした医療情報を適切に収集・共有することが必要となります。具体的には、電子薬歴システムや電子お薬手帳の普及と適切な活用が期待されます。

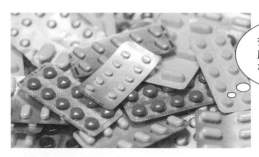

多くの薬剤の併用は人体に負担をかけます。

◆ 医療従事者にとってのバリュー

　DX が医師の負担軽減につながることは、クリニックにおいても同様です。具体的には、AI 問診、音声入力、画像診断補助 AI、そしてデータシステム連携などです。医師をサポートし、クリニックの運営すら大きく変えるインパクトを持っています。

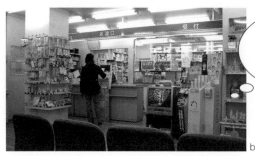

薬剤師を含め、医療スタッフ全体でのDX活用が期待されています。

by 岩崎修

このほか、コメディカルの業務においても負担軽減につながってきます。例えば、Web問診や予約システム、自動受付・精算機の導入、後払いシステム、患者管理のトータルシステム、遠隔リハビリシステムなどで、医師だけでなく、コメディカルにとっても患者と向き合う時間が増え、よりよい医療の提供につながることが期待でき、それが結果的にクリニックの増患増収にもつながっていきます。

◇ クリニックのDXの進め方

1-2節で述べたように、デジタルによる事業構造変革には3段階あり、**デジタイゼーション**、**デジタライゼーション**、そして**デジタルトランスフォーメーション**ですが、これをクリニックのDXにあてはめると、次の3段階のステップになります。

①デジタイゼーション

組織全体ではなく、部分的にデジタル適用を図っていくフェーズで、アナログからデジタルにする局所的な改革です。紙カルテから電子カルテへの移行や会計業務の自動精算機への移行、デジタルサイネージでの順番表示やWeb予約システムの導入が該当します。

②デジタライゼーション

デジタルを活用して既存クリニック経営そのものの、プロセスからビジネスモデルの高度化・拡張までを図っていきます。具体的には、Web予約システムで予約をとることから始まり、オンライン診療でも診察をする、処方は配達で行う、リハビリはオンライン動画で指導する、などのシステム転換です。

③デジタルトランスフォーメーション

デジタルを活用した新しいビジネスモデルへ、自院全体を組み替えるもので、クリニックの経営革新と呼べるものです。

拡大を続ける
病院・施設給食業界とDX

かつては原則として院内調理だった病院給食ですが、1986年の医療法施行規則の一部改正によって、外部委託による調達が可能になりました。続く93年からは院外調理を認め、給食施設を病院の必置施設から外しました。

◇ 調理専門スタッフの適正な配置と労働時間の制約

　医食同源であり、食事も医療の一環という考え方から、医師の指示が必要で、院内調理と管理栄養士を含む調理専門スタッフの配置が義務づけられていました。しかし、「病院食」はこれまで、「まずい、冷たい、時間が早い」と、患者側にはとても不評でした。それというのも、病床数の少ない病院では、調理専門スタッフの適正な配置が難しく労働時間の制約もあることから、なるべくコストを抑えるという病院側の事情が優先されていたからです。

　その後、政府の規制緩和推進計画の一環として、医療法施行規則第9条の1を改正し、給食業務の外部委託が認められると共に、調理業務も病院外で行うことが認められました。ただし、病院外の調理加工施設における調理でも、喫食直前の再加熱などについては、依然として病院内において行わなければならないとして、病院内の給食施設は必要とされ、「運搬手段について衛生上の適切な措置」も求められています。

　さらに、院外調理では、従来以上に大量の調理を行うことになり、万が一、食中毒が発生した場合には、その影響が甚大となる可能性もあることから、委託先にはHACCP*（危害分析重要管理点）方式の導入による衛生管理の充実がどの外食産業よりも早く義務づけられ、従事者研修などの義務化と衛生管理体制の徹底・強化が求められました。

＊**HACCP**　Hazard Analysis and Critical Control Point の略。

◇ 増加を続けてきた受託施設

医療施設や介護・福祉施設などの入院患者や入所者に食事を提供するサービスを**メディカルフードサービス**と呼んでいますが、その業界団体である「日本メディカル給食協会」の2021年現在の会員数は226社で、89年の設立当初と比較して3倍近くまで増加しています。

矢野経済研究所の調べによると、これまで拡大を続けてきた病院給食（入院患者・病院職員の給食）、高齢者施設給食（入所高齢者・施設職員の給食）の市場は、前者は病院の統廃合や閉鎖、診療所の無床化が進むため病床数減少などで微減傾向が続き、後者は施設の新設がやや鈍化したため市場の安定期に入っているとされ、在宅配食サービスは堅調に推移しているとしています。

2020年度の国内メディカル給食・在宅配食サービスの市場規模（末端売上高ベース）は、前年度比100.6%の2兆2894億円になっています。病院給食の減少分を、高齢者施設給食と在宅配食サービスがカバーし、市場規模は微増で推移しています。

今後も、病院の統廃合や閉鎖、診療所の無床化が進み、病院給食市場が伸び悩む一方で、高齢者施設給食市場は引き続き拡大する見込みになっています。しかし、食事費の自己負担化などにより、その伸び率は漸進的にならざるを得ません。ただし、有料老人ホーム数などの増加が市場の追い風になることは間違いなく、在宅高齢者の増加から在宅配食サービス市場は今後も着実に拡大すると予測されています。

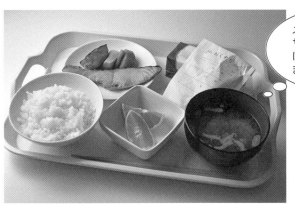

メディカルフードサービスの会員は年々増えています。

◇ 給食業界におけるAIの活用

　給食業界においても 2018 年頃より大手事業者を中心に AI 活用の具体的な検討が始まり、翌 2019 年から AI 活用の動きが本格化してきました。その背景としては、調理現場での人手不足のほか、「献立作成の負荷が高い」ことや「メニューごとの食数予測が難しい」ことが挙げられています。

　献立作成業務は管理栄養士が担当していますが、その負荷は高くなっています。病院食・介護食では食事の提供場所や方法によって、献立作成時に考慮するべき条件が多様化し、「金額」「食材」「調理法」「色合い」「栄養バランス」「カロリー計算」「味付け」「料理種別」など多岐にわたっていることが挙げられます。

　その一部でも AI が肩代わりできれば、管理栄養士は本来の業務である、利用者一人ひとりに合わせたきめ細かなメニューの提供や、新しい商品サービスの開発に時間を割けるようになります。

　また今日、大手給食業者ではセントラルキッチン方式を取り入れ、一部の基礎調理などは集中的に行っているため、食材の仕入れ発注やデリバリーにおける ICT 化にも高い関心があります。

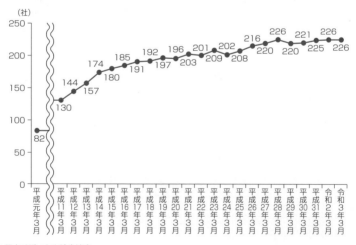

日本メディカル給食協会の会員数

（社）

250

200

150

100

50

0

82　130　144　157　174　180　185　191　192　197　196　203　201　209　202　208　216　220　226　220　221　225　226　226

平成元年3月　平成11年3月　平成12年3月　平成13年3月　平成14年3月　平成15年3月　平成16年3月　平成17年3月　平成18年3月　平成19年3月　平成20年3月　平成21年3月　平成22年3月　平成23年3月　平成24年3月　平成25年3月　平成26年3月　平成27年3月　平成28年3月　平成29年3月　平成30年3月　平成31年3月　令和2年3月　令和3年3月

出典：日本メディカル給食協会

5 成功する病院DXの進め方

病院におけるIT化はいまや業務効率化の実現だけでなく、病院経営の新たな理念の再構築と価値創造のための手段になっています。病院業界におけるDXの実現は、すなわちスマート・ホスピタルという新しい病院の創造につながっていきます。

スマート・ホスピタルの実現に向けて

これまで述べてきたように、病院DXは新しいデジタル・テクノロジーを用いて医療の質の向上や病院スタッフすべての働き方改革を実現し、患者視点で新たな価値を創出し、満足度を向上させて病院の経営革新につなげます。

◇ 経営資源のムダとムリの再検証から

　業務改善や働き方改革に取り組もうとするとき、最初に検証されるのが、これまでずっと解決されないままだった経営資源のムダやムリです。ムダは病院収支の悪化、ムリは医療事故につながり、医療事故はそのまま病院の信用失墜につながっていきます。

　DXとは、ICTをはじめとするソリューションを病院全体で1つのものとして活用することで、スマート・ホスピタルの実現を目指すもので、その取り組みはまさに他産業も採用している経営戦略とかマーケティング戦略そのものだという共通認識が必要となります。

　病院内の各業務にはそれぞれに課題があるはずですが、病院全体で業務改善や働き方改革を進めていかないと、各セクションでの余力は生まれず、医師や看護師が患者のケアに専念できるようにはなりません。コメディカルや事務管理においてもしかりです。

　人手が足りている大病院であれば、医師や看護師がやるべき事務作業もアウトソーシングできますが、小・中規模の病院では、医師も看護師も事務作業と患者のケアの両立に取り組まなければなりません。

　医療事務や管理部門でも、受付会計業務とレセプト業務を両立させながら、患者の満足度を高める接客力やサービス力が要求されてきます。

　病院内のそれぞれの職種で、本来必要とされる業務をまっとうできる環境があれば、結果的には患者の満足度向上につながり、病院全体の高い評価に結び付いていくのです。それが病院のマーケティングにもつながります。そのためには、まずはスマート・ホスピタルの実現に向けての共通認識に立った院内プラットフォームの立ち上げが必要となります。

◇ DX推進指標の応用

　経済産業省では、2019年に「『DX推進指標』とそのガイダンス」を発表しています。各企業がDXに向けた自社の全社的な意識を簡易な自己診断で把握できるようにすることから始まり、経営幹部や事業部門、DX部門、IT部門などの関係者の間で現状や課題に対する認識を共有し、次のアクションにつなげる気づきの機会を提供することを目的としています。

　ただし、経済産業省の狙いは、「企業がビジネス環境の激しい変化に対応し、データとデジタル技術を活用して、顧客や社会のニーズを基に、製品やサービス、ビジネスモデルを変革するとともに、業務そのものや、組織、プロセス、企業文化・風土を変革し、競争上の優位性を確立すること」とあるように、日本の経済界に対してよりスピーディーなDX推進を提唱することにありました。

　他の病院と競争するという意識があまりない、いまの日本の病院経営において、この推進指標がすぐに適用されるわけではないのですが、団塊世代者のすべてが後期高齢者となる2025年問題での労働市場と社会保障分野における激しい変化に対応する病院経営の在り方や、赤字経営が続く公立病院と国や自治体財政の事情から、DX推進の必要性が理解されてきています。

　さらには、前述のとおりコロナ禍もまた病院DXを加速しなければならないことの背景となっています。

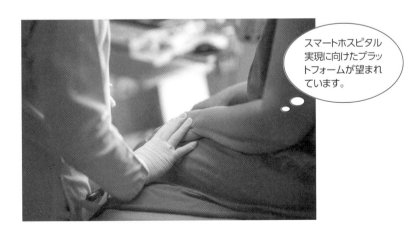

スマートホスピタル実現に向けたプラットフォームが望まれています。

❖DX推進指標の構成

　DX 推進指標の活用方法としては、自己診断を基本として経営層以下の関係者（経営幹部や事業部門、DX 部門、IT 部門など）が DX 推進にあたっての課題に対する気づきになる機会を想定しています。

　具体的には、次の 3 点の使い方です。

①認識共有・啓発

「DX 推進のための経営の仕組み」と「その基盤としての IT システムの構築」に関して、経営幹部や事業部門、DX 部門、IT 部門などの関係者が集まって議論しながら認識の共有を図り、今後の方向性の議論を活性化すること。なお、議論の前に、個々に自己診断し、関係者間でのギャップを明らかにする。

②アクションにつなげる

自社の現状や課題の認識を共有した上で、あるべき姿を目指すために次に何をするべきか？　という議論を行い、実際のアクションにつなげること。各項目に点数をつけるだけでなく、実際のアクションにつなげることが重要。

③進捗管理

翌年度に再度診断を行い、アクションの達成度合いを継続的に評価することにより、DX を推進する取り組みの経年変化を把握し、自社の DX の取り組みの進捗を管理する。一度診断を行っただけでは持続的な DX 実行につながらないため、年次ではなくより短期的なサイクルで確認すべき指標・アクションを自社のマネジメントサイクルに取り込んで管理することが重要。

　指標には、キークエスチョンとして経営者が自ら回答することが望ましいものと、サブクエスチョンとして経営者が経営幹部、事業部門、DX 部門、IT 部門などと議論をしながら回答するものがあります。

DX推進指標

■ キークエスチョン　□ サブクエスチョン

DX推進のための経営のあり方、仕組み

- DX推進の枠組み（定性指標）
  - ビジョン
  - 経営トップのコミットメント
  - 仕組み
    - マインドセット、企業文化
      - 体制
      - KPI
      - 評価
      - 投資意思決定、予算配分
    - 推進・サポート体制
      - 推進体制
      - 外部との連携
    - 人材育成・確保
      - 事業部門における人材
      - 技術を支える人材
      - 人材の融合
  - 事業への落とし込み
    - 戦略とロードマップ
    - バリューチェーンワイド
    - 持続力
- DX推進の取組状況（定量指標）
  - DXによる競争力強化の到達度合い
  - DXの取組状況

DXを実現する上で基盤となるITシステムの構築

- ITシステム構築の枠組み（定性指標）
  - ビジョン実現の基盤としてのITシステムの構築
    - ITシステムに求められる要素
      - データ活用
      - スピード・アジリティ
      - 全体最適
    - IT資産の分析・評価
    - IT資産の仕分けとプランニング
      - 廃棄
      - 競争領域の特定
      - 非競争領域の標準化・共通化
      - ロードマップ
  - ガバナンス・体制
    - 体制
    - 人材確保
    - 事業部門のオーナーシップ
    - データ活用の人材連携
    - プライバシー、データセキュリティ
    - IT投資の評価
- ITシステム構築の取組状況（定量指標）
  - ITシステム構築の取組状況

経済産業省「デジタル経営改革のための評価指標」より

◇病院業界の改革の必要性とDX

　前記したように病院業界は、他院との競争意識が薄く、マーケティングに取り組むとか、自院の存在を地域にアピールするということにもなじまない体質にあります。国の社会保険制度下での特殊なサービス産業という性格があることから、経営革新とか業態改革などはますます行いがたいものになっています。

　しかし、1-6節で指摘したように自治体などが経営する公立病院の多くが赤字体質であることや、2025年問題を控えた病院再編成の問題、さらには民間病院でも慢性的な人材不足に陥っているなどの問題が山積している中にあって、納税者からは、病院業務全体での見直しや、組織の再構築、働き方の改革、企業文化・風土の変革が強く求められています。そのため、他産業が採用しているDX推進へのプロセスを応用することは、十分検討に値するものだと思います。

◇ビジョンの設定と経営トップのコミットメント

　前ページの図に沿って、病院・医療・介護のDX推進を考えたとき、まずは「ビジョン」の確立とDX推進に向けた経営トップのコミットメントが重要性となります。

　患者の視点あるいは利用者の視点でDXがどんな価値を生み出すのか、というビジョンを明確にすることが不可欠で、たんなる既存業務の改善や効率化にとどまらないのがDXです。病院を取り巻く環境と課題、それに対する変革の方向性と新たな価値の創出をビジョンとしてまとめることが、DX推進の始まりであり、推進指標の確立においても、IR資料や中期・長期経営計画、経営会議資料、プレスリリースなどが、病院経営における成熟度判定のエビデンスになるといわれています。併せて、経営トップのコミットメントの有無も判定材料となります。病院の場合、組織によっては院長の上に理事長がいたり、公立病院ならば首長や病院管理者も存在します。たんにトップが「DXをやろう」と号令をかけるのではなく、病院経営の変革を実行していくための仕組みを明確にすることが大切です。

◇ ITシステム構築の取り組み状況（定量指標）

病院 DX を実現する上で基盤となる IT システムの構築における取り組み状況を表す定量的な経営指標を設定し、自院の現状と比較しながら、あるべき IT システムの構築を理解する方法があります。

設定する枠としては、「予算」「人材」「データ」「スピード・アジリティ」があり、最初の「予算」においては、**ラン・ザ・ビジネス予算**と**バリュー・アップ予算**の比率があります。

最初の「ラン・ザ・ビジネス予算」とは既存ビジネスの維持や管理に使われる IT 予算のことで、バリュー・アップ予算は新規開発に使われる IT 予算です。日本情報システム・ユーザー協会が公表した「企業 IT 動向調査 2019」によると、日本企業の多くではこれらの割合が 8：2 と、ラン・ザ・ビジネスの方が多い状況になっています。

病院における、これまでのバリュー・アップにかけられた予算の比率や人材配置についての調査資料はないものの、日本の産業界においては、ラン・ザ・ビジネスに予算の 9 割以上を割いている企業が全体の 4 割にものぼっていて、新規開発よりも既存システムの維持に多くのお金を投じていると推測されます。DX 推進においても、例えば 3 年後のバリュー・アップ予算の目標値などを設定することも有効ではないかと考えられています。

ITシステム構築の取り組み状況に関する定量指標の項目

枠	比較指標	枠	比較指標
予算	ラン・ザ・ビジネス予算とバリュー・アップ予算の比率	データ	データ鮮度［リアルタイム／日次／週次］
人材	DX 人材（事業）の数［人］と DX 人材（技術）の数［人］	スピード・アジリティ（機敏さ）	サービス改善の頻度［日］サービス改善の頻度［回］アジャイルプロジェクトの数

自院のDX推進の成熟度レベルを知る

5-1節で紹介したガイダンスでは、定性指標となる項目の状況についてレベル0からレベル5までの6段階で評価し、自社が現在どのレベルにあって、次はどのレベルを目指すのかを認識する「はかり」として活用するものとしています。

◇ 成熟度レベルの応用

続いて定量指標の評価では、意思決定のスピード向上や新規患者・利用者へのサービスの拡大に関する指標など、DXの実行によって病院経営にもたらされる変化を反映できるものを設定しています。

成熟度レベルを判定し、自院がDXによって伸ばそうとしている定量指標を自ら選択して算出すると共に、例えば3年後に達成を目指す当該指標に関する数値目標を立て、進捗管理を行っていくといった活用方法を想定しています。

また、この成熟度レベルはあくまでも基本的な考え方をするものであり、それぞれの事情に見合ったレベル設定に変更して活用することもできると考えられています。

成熟度レベルの基本的な考え方

レベル0「未着手」
レベル1「一部での散発的実施」
レベル2「一部での戦略的実施」
レベル3「全社戦略に基づく部門横断的推進」
レベル4「全社戦略に基づく持続的実施」
レベル5「グローバル市場におけるデジタル企業」

前節で紹介した経済産業省の「『DX 推進指標』とそのガイダンス」にある DX 推進指標については、企業が自己診断できるよう情報処理推進機構（IPA）が Web サイト経由で提供しています。診断したい企業は、様々な設問に 6 段階で回答すると自社の DX 成熟度が算出される仕組みで、成熟度の大まかな目安が可視化できます。

情報処理推進機構（IPA）では、日本企業の DX 推進状況を 5 点満点で見たとき、2019 年の 1.43 から 2020 年には 1.60 に上がったものの、依然として歩みは遅いと判定しています。

◇ 病院DXに特化した指標の開発

病院には以前から、厚生労働省が公開している「病院経営管理指標」など、病院の機能や規模、地域性に密着した経営状況の実態を係数的に把握し、病院の健全な運営に資するための参考データがありますが、病院業界に特化した DX の取り組みなどに関する資料もいずれ公開されるものと予想されます。

一般企業向けの成熟度指標を応用すれば、他院と比較した自院の成熟度が判断できます。前述したように、病院には競争という意識は薄く、レベル 5 にあるグローバル市場における位置づけなどはあまり意味を持たないものかもしれませんが、これから DX を目指そうとする場合には、現在の自院の状況を客観的に知る有効な方法になります。

「病院経営管理指標」(厚生労働省)に出てくる指標

・PL 指標	・病床機能別	・BS 指標	・病床規模別
・機能指標	・入院基本料別	・赤字 / 黒字別	

03 DXを実現させるために必要な 考え方とアプローチ方法

1-2 節などで述べたとおり、一般的に、DX の実現にあたっては 3 段階のプロセスがあり、その到達すべき最終段階が DX（デジタルトランスフォーメーション）になるといわれています。

◇ デジタイゼーションとは

デジタイゼーションとは、1 つの工程で効率化を実現するためにデジタルツール（システム）などを導入すること。つまり、「部分的」であり、作業シーンだけのデジタル化ということになります。

医療の現場でいえば、オーダリングシステムの導入とか、PACS など一部の部門システムが稼働しているとか、電子カルテの導入など、それまで紙ベースで管理していた資料やリストをデータベース化したり、3 章でも紹介したように、これまで手作業で行われていた膨大なコピー＆ペーストのような転記作業を RPA にすることなどが挙げられます。業務効率の向上やコスト削減を目指す第一歩と位置づけられるシステムです。

◇ デジタイゼーションの推進にあたり

いまだデジタル化さえ進んでいない中小病院はまだたくさんありますが、まずはデジタイゼーションの推進から始める必要があります。

1 つは前述のように現在手作業で行っている転記作業を RPA に置き換えてみたり、患者・利用者の情報管理をクラウドに移行するなどの方法です。これらの推進で、徐々に病院全体の組織や人のデジタルシフトを進め、今後の DX 推進のための土台づくりを行うことが考えられます。

今後の DX 化の推進を見据え、必要なデジタル人材の採用や確保、そして育成などを進め、組織の構築を図ることも必要になります。ここで大切になってくるのが、既存組織とのコンセンサスやアナログ主義派に近い守旧派とのコミュニケーションです。

◇ デジタライゼーションとは

　デジタル化、システム化したもので、新しい事業価値を創造し、行動様式を革新し、新たな手法などを生み出すこと、プロセス全体をデジタル化することが**デジタライゼーション**です。これも病院の例でいえば、電子カルテを基本としてレセプトまで到達する院内全体のシステム化などです。

　概念的にはかなりDX化に近いものと捉えられます。目標とするDXの実現のためには、このデジタライゼーションの実現がないと、既存のビジネスモデルの変革や、新たな価値の創造には到達できないのです。

◇ デジタライゼーションの推進にあたり

　次なるDX実現に向けての準備段階としてのプロセスになります。前段のデジタイゼーションでデジタル化された情報を使って病院全体でのさらなる業務効率化を図ると共に、病院の新しい価値創造、医師・看護師らスタッフの働き方改革と新しいサービスの創出などを進めます。

　電子カルテとそこに書かれた医療データなどを使って、さらなる業務の効率化や情報共有を実現し、病院全体のシステムとして、より効率的・効果的なサービスの提供と医療のスリム化を図ることを目指します。

　それが増患増収につながり、病院の医業収入を増やし、スタッフの待遇と雇用条件の改善につながり、患者の満足度向上にもつながるというストーリーが展開されます。

　このように、デジタイゼーション、デジタライゼーションを経て、成熟した組織を構築することで、患者・利用者向けの新たなサービスの創出や、病院経営の基盤をなす増患増収につながり、スリムながらも持続的発展が可能な医療提供体制を構築し、地域の患者から支持される病院を目指せるようになるのです。

優先順位を明確にした
ロードマップの作成

本節では、デジタイゼーションとデジタライゼーションがある程度整備されたことを前提に、第3段階でのDXまでのロードマップの立て方について考えてみたいと思います。

◇ 国のDX推進ロードマップ

　国ではこれまで、日本企業がこのままDXを推進できなければ、2025年以降毎年12兆円もの経済的な損失が発生すると警鐘を鳴らし、DX推進に向けた国のロードマップを明らかにしてきました。

　経済産業省では2025年までの間に、企業経営において複雑化・ブラックボックス化した既存の経営システムについて、廃棄や塩漬けにするものなどを仕分けしながら経営の刷新を進め、2030年の実質GDPを130兆円超に押し上げる、というビジョンとロードマップを掲げてきました。

　さらに厚生労働省では、2021年6月に「データヘルス改革に関する工程表」を発表し、「マイナポータルなどを通じて、自身の保健医療情報を把握できるようにすると共に、UI（ユーザーインターフェース）にも優れた仕組みを構築する」および「患者本人が閲覧できる情報（健診情報やレセプト・処方箋情報、電子カルテ情報、介護情報など）は、医療機関や介護事業所でも閲覧可能とする仕組みを整備する」という、2025年までのロードマップを発表しました。これにより、国民が生涯にわたり自身の保健医療情報を把握できるようになると共に、医療機関や介護事業所からも、患者・利用者ニーズを踏まえた最適な医療・介護サービスを提供できるようにするというビジョンを示しています。

　国のこのようなDX推進の方針に沿って、個々の病院や医療機関も自らのロードマップを打ち立てる必要があるのですが、もう1点、いまの病院が抱えている課題があります。従来からの医師不足に加え、2024年から始まる勤務医の時間外労働の上限規制の適用、すなわち医師の働き方改革で、これもロードマップ上に描いて、対応を考える必要が出てくるのです。

　新型コロナウイルスの世界的な感染拡大は、世界中の企業を「感染拡大を防ぎ顧客・従業員の生命を守りながら、いかに事業を継続するか」という変化に否応なしに巻き込んでいきました。そして、コロナ禍の最前線に立っていた病院・医療業界においても、DXの実践による社会の急激な変化への対応と共に、新たな事業環境に迅速に適応することで、事業の継続を図っていかなければならなくなったのです。

　これまで続けてきた医療サービスや業務形態、ビジネスモデルなどが当たり前のものという固定観念にとらわれたままだと、抜本的な変革を実現することはできません。いまのコロナ禍を受けて社会の変化のスピードが格段に上がっている中では、病院も生き残りのために、中長期的な課題も見据えながら、いまやれることはいまやるといった、短期間の事業変革も達成し続ける必要があります。そのためにはまず、短期間で実現できる課題を明らかにし、デジタルツールの導入などによって即座に取り組むことでDXのスタートラインに立つことが求められています。

　その上で、競争優位の獲得やスマート・ホスピタルの実現という戦略的ゴールに向かって繰り返し変革のアプローチを続けることこそが病院・医療機関に求められるDXで、そのためにタイムスケジュールを入れた工程表を描くことが求められているのです。

　タイムスケジュールを入れたアクションは、超短期・短期・中長期と区分され、すなわちそれが優先順位となってきます。

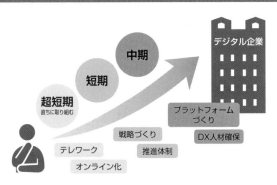

ロードマップに盛り込むべき概念

経済産業省「DXレポート2 中間取りまとめ」の「コロナ禍を契機に企業が直ちに取り組むべきアクション」を参考に作成

◆ ロードマップに盛り込まれるべきこと

　IT 専門調査会社の「IDC Japan」は、2021 年 8 月 10 日に、国内企業のDX に関する動向調査を発表しています。回答した会社の企業戦略上のDX の位置づけなどで「DX を企業戦略と全体的、長期的に連携させている企業（DX 先進企業）」および「DX を企業戦略と部分的、短期的に連携させている企業（DX 後進企業)」に分類し、それぞれの回答結果を比較したところ、両者の間で組織文化に関する意識の違いなどが見られた、と書いています。

　この調査ではさらに、DX の戦略や戦術、予算、KPI（重要業績評価指標）、課題、IT 基盤などに関しての質問も行っていますが、DX 推進上の課題として「必要なテクノロジーを持った人材の不足」「リーダーシップの不足」「長期的なロードマップや計画が描けない」「保守的な組織文化」などの項目が上位に挙がった、としています。

　DX を推進する上で、「長期的なロードマップや計画が描けない」というのは、病院 DX を進める上でも共通の認識ではないかと思います。

◆ 超短期的に取り組むべきアクション

　経済産業省の「DX レポート 2 中間取りまとめ」では、現在、コロナ禍が続く中にあって企業はまずは従業員・顧客の安全を守りながら事業継続を図っていく必要性に迫られており、事業継続にあたり、最も迅速な対処策として市販製品・サービスの活用を検討すべき、と書かれています。そして、こうしたツールの迅速かつ全社的な導入には経営トップのリーダーシップが重要であり、企業が経営トップのリーダーシップの下、企業文化の変革を進めていく上でのファーストステップになる、と指摘しています。

　病院業界はまさにコロナ禍での感染拡大防止の最前線にあり、コロナの感染拡大防止と共に、医療崩壊を招かない、国民の命と安心・安全を守るという大前提があり、3 章でも紹介したように、コロナ禍が後押しするかたちでファーストステップとなるツールの導入に取り組む病院が増えてきました。しかし、そういったツールの導入が完了したからといって DX が達成されるわけではなく、後述する短期的・中長期的対応の取り組みへと発展させるべきプロセスが大事です。それがロードマップなのです。

05 院内コミュニケーションの整備とプラットフォーム

短期的な対応の第1段階は、DX 推進体制を整備することです。DX 推進にあたっては、経営層、事業部門、IT 部門などの各部門が協働して、全社的なビジネス変革に向けたコンセプトを描いていくという作業が優先されます。

◇ グループウェアの活用

3-4 節で触れた、グループウェアの整備もまた、ビジネスの変革に向けた院内コミュニケーション整備のための大切な手段になってきます。

先進事例を見ても、膨大な日常業務を抱える看護師の業務効率化を図るため、病棟単位での看護師同士のスケジュールやタスク内容、現在位置などを可視化し、スムーズな連携や最適な人員配置を実現する、IoT 機器を活用した院内システムが構築されています。これにより看護師の動線と業務状況がリアルタイムで把握でき、看護業務の効率化と看護サービスの質向上が図れます。

現在は、既存のグループウェア製品が使われていますが、今後とも院内のIT 専任部門の強化とベンダー企業など外部企業との有効な連携体制が必要で、グループウェアによるネットワークはさらに重要になってきています。

◇ DX推進体制の整備と病院トップの役割

病院組織における DX 推進体制の整備を考えた場合、まずは現在の組織がどのようなかたちになっているかを確認しなければなりません。

病院には、医療法人立病院や公立病院などのいわゆる「法人」立の病院と、個人立の「非法人」立病院があります。法人立病院の場合、医療法人であれば理事長、公立であれば病院開設者・管理者が経営責任を担い、病院長が管理者として診療の責任を担っています。

一方、個人立病院では、病院長が開設者・管理者として経営・診療の両方の責任者になります。いずれにしても病院 DX の推進にあたっては、院長が推進の中心的役割を果たすことに変わりはありません。

繰り返し述べていますが、病院DXとはたんに医療の現場とか事務管理だけのデジタル化を指すのではなく、病院全体の経営革新に関わっており、本章の冒頭にも書いたように、スマート・ホスピタルを目指す場合、病院の各部門は、最低限の共通理解と目指すべき姿への共通認識がなければ、DX推進の議論を進めることができないのです。

　デジタルを用いた病院の経営革新には、経営層・管理者層の課題をデータとデジタル技術を活用してどう解決していけるかという視点と、デジタルを活用することで可能となるまったく新たな医療サービスやビジネスを模索するという視点の2つがあります。

　前者の視点は経営層や事務管理部門、診療の各部門の担当が、後者の視点についてはデジタル技術に詳しいIT部門を設置してその担当者が、互いに業務変革のアイデアを提示し合いながら、仮説検証のプロセスを推進していくことが求められます。それが院内のDXプラットフォームにもなっていきます。

◇CIO、CDOなどの設置による組織改革の必要性

　前記したプラットフォームにおいても、ICTのポテンシャルを引き出すことのできる組織整備が求められ、病院の経営革新の規模が大きく、DXの対象となる分野が広範になればなるほど、病院経営陣のコミットと変革に責任を持つ院長らのリーダーシップが必要不可欠となってきます。

　トップダウンによる組織改革の一例として、事業活動におけるICTの導入・利活用をミッションとする**CIO**＊（最高情報責任者）や**CDO**＊（最高デジタル責任者）を任命し、その直属の組織にプラットフォームを置きながら計画を進める動きが、先進事例としてよく見られます。

　病院DXの推進においても同様で、経営資源の配分について経営トップと対等に対話し、デジタルを戦略的活用する提案や施策をリードする責任者が必要になってきます。その役割を担うのがCIOやCDOで、全社的なICT戦略を策定すると共に、その目標を明確化します。

＊**CIO**　Chief Information Officer の略。
＊**CDO**　Chief Digital Officer の略。

既存制度の改変で起きる現場部門の反発

日本企業の中では、DX の推進、あるいはデジタル化への取り組みは、まだまだ既存ビジネスの範疇で行っているという意識が強く、経営の変革といった本質な問題だとまだ捉えきれていないことが多いと報告されています。

◇ レガシーシステム（既存システム）とDX

　いまだ「DX とはレガシーシステム（既存システム）の刷新にすぎない」という解釈にとどまっているのが、日本の DX における現状だといわれています。

　DX の加速にあたっては、従前の方針とは異なるアプローチを採用する必要があるとされ、適切な人材の配置と経営トップの適切なリーダーシップが欠かせません。

　また、「現時点で競争優位性が確保できていれば、これ以上の DX は不要である」という受け止め方が広がっていることも否定できません。競争意識のそう高くない病院業界もまた同様です。

　コロナ禍の最前線にいて、コロナ禍が事業環境の変化の典型であると考えれば、DX の本質とはたんにレガシーなシステムを刷新する、高度化するといったレベルにとどまるのではなく、環境の変化へ迅速に適応する能力を身につけると同時に、その中で企業文化（病院の経営理念など）を変革する、レガシーな企業文化から脱却するという原点に立ち返らざるを得ないのです。

　競争意識の薄いところでの IT 化では、業務プロセスの標準化を進めるためのパッケージソフトウェアを活用することばかりが多く、IT 投資の削減ばかりを考え、経営層の適切なリーダーシップが欠如していると、IT 部門はとかく事業部門の現行業務の支援にとどまり、業務プロセスが個別最適で縦割りとなってしまうため、DX の目標である事業変革を妨げる原因になるといわれています。

その結果として、本格的な DX 推進の場面において、大規模なシステムへの変更や、それまで病院内にある多数のパッケージソフトのカスタマイズが必要になるといったことも発生します。

　デジタル化に関する投資全般の効果を高めるには、事業部門の業務プロセスの見直しを含めた IT 投資の効率化にとどまらず、不要不急になっている業務プロセスとそれに対応している IT システムの廃止や廃棄にまでつなげることが必要で、こうした決断にはどうしても経営トップによるリーダーシップが欠かせないのです。

コラム　# デジタル変革とレガシー

　レガシー（legacy）は英語で「遺産」を意味する言葉ですが、最近では、「世代から世代へ受け継がれるべきもの」として、新たな価値も表すようになっています。

　産業界においては、医療や教育、農業、観光などを指して、「レガシー産業」と総称されることがよくあります。いわゆるアナログ的なサービスとオペレーションを残している産業という意味のようですが、近年、そのレガシー産業でのデジタル変革が活発に行われています。デジタルの進化の先にはアナログ回帰があるとされていますが、レガシー産業における DX の取り組みは、語源ともなっている「世代から世代へ受け継がれるべき新たな価値の創出」をもたらします。

07 事業継続性の確保と事業基盤の強化、事業開発に資するツール

DX 推進のファーストステップに当たるシステムあるいはサービスの導入では、業務環境のオンライン化をはじめ 3 つの視点が必要になってきます。

◇ 業務環境のオンライン化

　　事業継続のためにまず検討すべきアクションとして、業務をオンラインで実施できる IT インフラの導入が挙げられています。これは社外を含めた多様な人材とのコラボレーションのためのインフラともなります。具体的には、テレワークシステムによる業務環境のリモートワーク対応、オンライン会議システムによる社内外とのコミュニケーションのオンライン化になります。

　　これを病院 DX に置き換えれば、病院内で行われるコミュニケーションはもとより、地域医療連携など病院を取り巻く院外の連携先とのコミュニケーションにおけるインフラの整備になります。

◇ 業務プロセスのデジタル化

　　続いて、各個別業務をオンラインで実施できるような、業務に必要な情報の電子化や業務を支援する製品・サービスの導入が考えられます。

・OCR 製品を用いた紙書類の電子化
・クラウドストレージを用いたペーパーレス化
・営業活動のデジタル化
・各種 SaaS を用いた業務のデジタル化
・RPA を用いた定型業務の自動化
・オンラインバンキングツールの導入

　　さらには、病院内ですでに稼働しているツールのオンライン化に向けた再設計などが必要になってきます。

◇ 院内スタッフ全員の安全・健康管理のデジタル化

　院内スタッフ全員の安全・健康管理を遠隔で実施できるような製品・サービスの導入こそ、医療機関の DX としては最優先事項となってきます。

・活動量計などを用いた院内スタッフの安全・健康管理
・人流の可視化による安心・安全かつ効率的な労働環境の整備
・パルス調査ツールを用いた院内スタッフの不調・異常の早期発見

院内スタッフの感染症対策実施

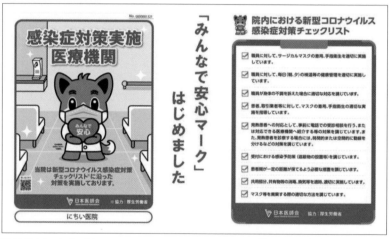

日本医師会ホームページより

コロナの感染拡大防止の最前線に立つ院内スタッフのDXが急務。

08 成功する病院DXの進め方

「デジタルガバナンス・コード」と「3省3ガイドライン」

「デジタルガバナンス・コード」は、DX化を進める企業が増えてきている中で、企業価値を向上させるために経営者に求められる事柄を経済産業省が取りまとめたもので、上場・非上場や企業規模、法人・個人事業主を問わず、広く一般の事業者が対象とされています。

◇ 医療情報の取り扱いにおける「3省3ガイドライン」

　一方、病院・医療機関に向けた医療情報の取り扱いでは、「**3省3ガイドライン**」（厚生労働省・経済産業省・総務省が策定）というものがまとめられ、厚生労働省からは医療情報のデジタル化やクラウド化が求められています。

　医療情報には最も重要な個人情報なども含まれており、その取り扱いには十分な注意が必要とされてきました。そこで、厚生労働省・経済産業省・総務省の3省は、それぞれ医療情報のデジタル化およびクラウド化に伴う安全管理についてガイドラインを策定しています。これらを総称して「3省3ガイドライン」と呼び、DX推進にあたっての留意点が盛り込まれています。

　病院関係では、厚生労働省が策定した「医療情報システムの安全管理に関するガイドライン」が中心で、経済産業省は「医療情報を受託管理する情報処理事業者における安全管理ガイドライン」、また総務省は「クラウドサービス事業者が医療情報を取り扱う際の安全管理に関するガイドライン」で、ガイドラインの対象者が根本的に異なります。しかし、プラットフォームを組んで病院DXに取り組むことをロードマップ上に位置づけた場合には、ベンダーなどの事業者に向けられたガイドラインも勘案しなければなりません。

◆ 医療情報システムの安全管理に関するガイドライン

　このガイドラインは、最新の情報セキュリティ対策やクラウド技術の進展などを盛り込んで何度も改訂され、本書執筆時点では 2021 年 1 月に従来の「5 版」から改訂された「5.1 版」が最新です。「全 10 章＋付則 2 つ」の構成になっており、情報の電子化についての基本的な考え方・注意点、具体的な事例も含んだ安全管理の仕方・運用方法、さらには情報システムの委託を外部の事業者に行うにあたっての選定方法など、多岐にわたって説明されています。

　医療情報のデジタル化として核となるのは、「安全な管理の仕方」、「管理者の責任」そして「電子保存における注意点」です。

　最初の情報管理の安全な仕方について、ガイドラインで示されているのは「組織的安全管理対策」「物理的安全対策」「技術的安全対策」「人的安全対策」の 4 点です。組織的安全管理対策では医療情報の取り扱いについての規定や手順書などいわゆるマニュアルの整備が示され、物理的安全対策では入退館の管理や機器の盗難・紛失防止などセキュリティの問題や不正アクセス、マルウェアへの対策などが示されています。

　今後ともデジタル化・クラウド化への動きは加速することが予想され、その流れに沿って、病院も患者の個人情報などを厳重に保護しなければならないことに変わりはありません。

　なお、経済産業省が定めた「デジタルガバンナンス・コード」の基本的事項では、「DX を継続的かつ柔軟に実現することができるように、経営者自身が明確な経営理念・ビジョンや基本方針を示すこと。さらにその配下で組織・仕組み・プロセスを確立し、常にその実態を掌握して評価する取り組みを行うこと」として、「価値向上のための 3 点」にまとめています。

① IT システムとビジネスを一体的に捉え、新たな価値創造に向けた戦略を描いていくこと
②ビジネスの持続性確保のため、IT システムについて技術的負債となることを防ぎ、計画的なパフォーマンス向上を図っていくこと
③必要な変革を行うため、IT 部門、DX 部門、事業部門、経営企画部門など組織横断的に取り組むこと

　中でも、企業全体の組織構造や文化の改革、中長期的な投資を行う観点から、経営者の関与が不可欠となっていることを強調しています。

　ここでいわれている企業価値の創造は、病院に求められる価値創造と同じ意味で、経営者に求められる企業価値向上に向けた指針がデジタルガバナンス・コードといわれるものです。

　最後に、デジタルガバナンス・コードを構成する「4つの柱」について紹介します。

❖ デジタルガバナンス・コードを構成する4つの柱

　デジタルガバナンス・コードでは、企業がDX推進を自主的・自発的に進めることを促していますが、特に経営者の主要な役割はステークホルダーとの対話だとし、対話に積極的に取り組んでいる企業に対して、資金や人材、ビジネス機会が集まる環境を整備していくとしています。

　デジタルガバナンス・コードの設計の考え方については、これまで経済産業省が発表してきた「DXレポート」や「DX推進指標」、「システムガバナンスの在り方に関する検討会」などで取りまとめられたガバナンスの評価項目などを基礎としています。

①ビジョン・ビジネスモデル
②戦略
　1. 組織づくり・人材・企業文化に関する方策
　2. ITシステム・デジタル技術活用環境の整備に関する方策
③成果と重要な成果指標
④ガバナンスシステム

　これらのいずれの柱についても、病院・医療の業界におけるデジタルガバナンスとして言葉を置き換えることができますが、とりわけ重要なのが4点目のガバナンスシステムで、認定基準としての柱となる考え方では、

・まず経営者は、デジタル技術を活用する戦略の実施にあたり、ステークホルダーへの情報発信を含め、リーダーシップを発揮するべきである。

・経営者は、事業部門（担当）やITシステム部門（担当）などとも協力し、デジタル技術に係る動向や自社のITシステムの現状を踏まえた課題を把握・分析し、戦略の見直しに反映していくべきである。
・また、経営者は、事業実施の前提となるサイバーセキュリティリスクなどに対しても適切に対応を行うべきである。

とされ、取締役会は、経営ビジョンやデジタル技術を活用する戦略の方向性などを示すにあたり、その役割や責務を適切に果たし、また、これらの実現に向けた経営者の取り組みを適切に監督するべきである、と強調しています。
　さらに、認定基準は、

・経営ビジョンやデジタル技術を活用する戦略について、経営者が自ら対外的にメッセージの発信を行っていること
・経営者のリーダーシップの下で、デジタル技術に係る動向や自社のITシステムの現状を踏まえた課題の把握を行っていること
・戦略の実施の前提となるサイバーセキュリティ対策を推進していること

としています。

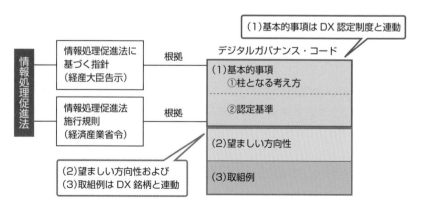

デジタル・ガバナンス・コードの概要

出典：経済産業省

病院DXのキーパーソンと期待される医療情報技師

　近年、IT技術の進化と共に**遠隔医療**という新しい概念が生まれています。本書でも随所で紹介していますが、患者が病院に出向かなくても**Skype**＊（スカイプ）などを使ってオンラインで医療関係者に相談する、レントゲンなどの映像をファイルで送信することで遠隔地の専門医が解析する、難しい症例がある場合にテレビ会議で複数の病院の医師が検討する、といったことが可能な時代になってきたのです。

　このような新しい医療システムの提案や構築においては、医療情報技師からの提案が有効になってきました。地域の医療崩壊やへき地における医師の確保が課題となっているいま、IT技術を駆使した遠隔医療の必要性が求められ、医療情報技師と医師が二人三脚で取り組むことが求められています。

　医療情報技師は、「技師」という名のとおり、医療関係の情報システムを構築するための専門知識と技術を持っている人のことです。電子カルテなどのシステムの運用や保守を行うこともあり、ＤＸ推進にあたっては、技術面で大切な役割を担っています。

　日本医療情報学会では「医療情報技師」育成のために、学習目標と体系的な育成カリキュラムを確立しています。「情報処理技術」、「医学・医療」および「医療情報システム」の3領域からなり、さらに必要な資質として、「医療情報技師の3C＊」を掲げ、「医療情報技師」と「上級医療情報技師」の育成に取り組んでいます。

▼参考サイト：日本医療情報学会 医療情報技師育成部会

https://www.jami.jp/jadite/new/index.html

※診療情報管理士については、6章末のコラム（本文206ページ）参照

＊Skype　マイクロソフト社が提供する無料通話とチャット用のコミュニケーションツール。
＊3C　　　Communication、Collaboration および Coordination。

「DX認定」と「DX銘柄」で進化する 医療DX

　　DX 認定制度は、「デジタルガバナンス・コード」の基本的事項に対応する企業を国が認定する制度で、2020 年 5 月 15 日に施行された「情報処理の促進に関する法律の一部を改正する法律」に基づき、デジタル技術により社会変化へ対応する DX 推進に向けた準備が整った（**DX-Ready**）企業を経済産業大臣が認定しています。さらに、政府は東証と連携して DX で優位性のある企業を「**DX 銘柄**」に選定し、公表するなどしています。

　　これまで繰り返し述べてきましたが、医療業界も例外ではなく、医療 ICT は院内の情報化にとどまることなく、**ヘルステック**という概念の中で、医療情報ネットワークの構築やビッグデータ解析、電子カルテ、遠隔診療や ICU の遠隔管理、AI を活用した画像診断や内視鏡手術など、情報面・技術面から加速的な進化を続けています。

　　上記の DX 銘柄との関係で見れば、AI 内視鏡や手術支援ロボットなどの開発に関わっている企業が、自らの DX 推進と共に、医療 DX の市場に向けた企業活動も活発化させていくことが考えられています。さらには医療機器のほか、再生医療やバイオ創薬などの面で、細胞培養装置など、自動化システムによる省人化も技術開発の重要なポイントになっていくとされています。

　　このほか、印刷会社が低侵襲治療用の手術機器やウェアラブル生体センサーなどの開発で医療 DX との関わりを深めるなど、異業種との連携も活発化し、技術革新と相まって、医療 DX と本業部門の DX を共に推進しようという企業も増えています。

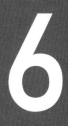

6 成長のための戦略デザイン

本章では、1章や2章で示してきたDXへの期待と現実とのギャップや3章で紹介した先進的事例、そして5章での進め方における留意点などを踏まえて、未来志向での病院・医療DXを考えてみたいと思います。

国家戦略としての病院・医療DX

2015年10月にマイナンバー制度が導入されて早6年になります。
政府が、「2022年度末までにほとんどの住民がマイナンバーカードを保有する」ことを目標にしながら、コロナ禍の影響もあり、人口に対する交付枚数の比率は2021年4月1日時点でも28.3%で、いまだ3割には達していません。

◇マイナンバーとマイナンバーカード

　マイナンバーとは、行政手続きの迅速かつ正確な事務処理を行うため、日本に住民票がある人すべてがすでに持っている12桁の番号のことです。そのマイナンバーが記載されたICチップ付きのカードが**マイナンバカード**で、発行申請をした人だけが持っています。身分証明書や公的な本人証明書として使用されています。

　政府は2020年9月に、マイナンバーカードの普及と消費増税に伴う需要平準化、キャッシュレス決済の推進を目的として、マイナポイントの付与を開始しました。

　コロナ禍に伴う国民生活の支援と経済対策の1つとして、10万円の特別定額給付を行った際には、いままでなかなか使う機会がなかったために、電子証明書の暗証番号がわからず、ロックされてしまう人も多数いました。

　政府は、一部の行政手続きに限られていたマイナンバーカードの使用場面を、コロナ禍を機会により日常的にするために、保険証との一体化、電子証明書のスマホ搭載、免許証との一体化などの検討を始めました。しかしながら、2021年3月末に予定されていた保険証との一体化は、患者情報が正しく確認できないというトラブルが発生したことや、新型コロナウイルスの感染拡大防止とワクチン接種を優先するという事情により、本格運用の開始時期が同年10月をめどに先送りされました。その後もまだ見通しが立っておらず、世界的にはワクチン・パスポートの発行を優先すべきという動きもあり、保険証との一体化の時期はまだ確定していない状況です。

　運用開始後も、医療機関がマイナンバーカード読み取り機を設置していない場合には保険証を持参する必要があり、しばらくは完全な一体化は実現しない見通しです。

　マイナンバーカードの本来の目的は、デジタル・ガバメントや、社会全体のデジタル化の実現にありました。肝心の「利用」までのロードマップがないままにカードの取得率の向上にばかり専念しても、カードの普及にはつながりません。

　普及のためには、地道な施策の積み重ねにより、利便性向上に向けたシステムづくりと広報・宣伝力の強化をしていくしかありません。

　DX 実現の先兵としての期待は高いため、普及拡大に取り組む自治体は多く、さらなる仕組みづくりによっては、地域経済の活性化の効果も期待されます。

◇ 台湾に学べ：識別番号制度

　台湾では、健康保険証がすべての病院の診察券代わりとなるだけでなく、薬局では処方箋代わりにもなっています。さらに、コロナ禍で世界から注目を集めたマスク販売方法や、経済対策のために発行される振興券の受け取りなどにも活用されています。

　国民へのマスクの供給にあたって、台湾当局はマスクの実名制販売と呼ばれるシステムを導入しました。健康保険証を薬局へ持参すると、薬剤師が健康保険証を端末にセットし、本人確認をした上で袋入りのマスクを手渡ししてくれるという仕組みです。

　台湾の健康保険証には名前、生年月日と ID ナンバーが記載されているほか、個人の資料を格納した IC チップが埋め込まれています。ID ナンバーには個人の基本的な情報や病歴、服薬の履歴などが紐づけられており、カードリーダーを使用して IC チップを読み取ると、クラウド上に記録されている個人の情報にアクセス・閲覧できるようになっています。

　これにより、患者は診察の予約や診察当日の受付、薬局での処方箋のやり取りなどを健康保険証 1 枚で行うことができます。つまり健康保険証が、小さな診療所から大病院まで、すべての医療機関の診察券と処方箋の役割をこなしているのです。

◆ 医療情報クラウド共有システムの整備

　台湾では 2013 年に医療情報クラウド共有システムが導入され、患者の服薬情報、検査内容などの情報が健康保険証を通して医療クラウドシステム上に記録されるようになりました。

　年々、システムが拡張され、検査に関する様々な項目や予防接種の記録など、情報蓄積の内容と機能も増えていっています。それは、医師や看護師などの医療従事者すべての仕事を効率化すべく開発された先進的なデジタル技術が投入されてきたからです。

◆ 日本での識別番号付与への期待

　日本国民全員に識別番号が付与されるようになるのも、もう間もなくのことでしょう。識別番号のイメージとしては、マイナンバー、基礎年金番号、保険証番号などを統合したもので、国民一人ひとりに、1 つだけ付与されるものです。そして、この識別番号の付与を受けることは、国民の義務であると同時に、国家から様々なサービスを受ける権利を獲得するということだと、位置づけられるようになるでしょう。

　もしかしたら、地球上のすべての人々に、全世界共通のルールに則って発行される識別番号が付与されるようになるかもしれません。

　その場合、国家とは何かという議論が生まれます。DX 推進の視点から考えると、このようなすべての人々が個別に有する識別番号を管理する単位こそが国家だということになると思います。その国の識別番号を持たない人は、その国の国民ではないという世界です。

◆ 識別番号の付与とマイクロチップの埋め込み

　識別番号を付与するということに、なんとなく違和感を持つ人々は多いと思います。本章の次節から展開していく、近未来の医療・病院の DX の姿をご覧になれば、識別番号付与は決して避けて通れるものではないことを理解していただけると思います。

　加えて、その識別番号をマイクロチップとして、身体のどこか（できるだけ脳に近い部分）に埋め込む、あるいは装着するということも決して SF の世界ではなく、近未来の国民医療のあるべき姿として、議論の対象にな

るかもしれません。

　そのマイクロチップには、識別番号と紐づけられた個人情報が記載されているのはもちろん、次節以降に述べるバイオセンサーから得られるその人の健康情報、さらには病歴なども記録できます。

　プライバシー保護の範囲内で情報を読み取る手段も開発され、例えば、そのヒトが医療機関を受診したときには、瞬時にいままでの医療情報が端末に表示され、AIが仮診断をし、必要な検査を提示、それを医師が承認して検査を進め、その結果から再度AIが診断、治療方法の提示を行って、医師が最終的に確認、実施指示を行う——という世界が、すぐそこまで来ています。

◇ ナビゲーションの進化

　さらに、そのマイクロチップには、GPSなどの位置情報認識システムや逆に電波を発信する機能を付与することができます。すると、山岳地帯での遭難の際や、逆に都会で道に迷ったときに、自分自身の進むべき方向を脳の中に描くような技術が開発されてくるでしょう。ナビゲーションシステムの進化版です。例えば建物が崩壊して閉じ込められた、土石流に巻き込まれた、海で遭難してしまった、といった場合に、自分自身の位置を捜索隊に知らせるような位置情報発信システムがあれば、救助活動のレベルが一気に上がります。さらに、捜索隊員が、救助された人を装着した眼鏡で見ると、その人の病歴、肝炎などの感染症の罹患状況、さらにはバイオセンサーから送られてくるバイタルサインといった情報が瞬時に映し出されるようにすることも、実現できてくるでしょう。

　このように考えを進めてくると、個人の識別番号を、少なくとも国単位で設定し、それを生体に埋め込むなどして積極的に利用していくことは必然ともいえ、その流れは加速していくでしょう。

　そういった情報をいかに利用していくか、そしてこのようなプライバシーに満ちた情報をいかに守っていくかが、これからの国家戦略の重要テーマになると思います。医療・病院業界は、これらの情報を利活用する最前線に立つので、普及と安全性の確保に注力していく必要があります。

02 バイオセンサーの進化と自律的世界の創出

バイオセンサーの進化は、まさにとどまるところを知らない勢いで進んでいます。その方向性は、まずモニターできるバイオデータの種類が増えること。小型化し、非接触型など非侵襲性のものになること。そして常時、あるいは定時チェックになっていくことです。

◇ 進化するApple Watch

　本書執筆中の 2021 年夏の時点で、バイオセンサー技術の進化は驚くべきものがあります。例えば、Apple Watch です。脈拍、歩行数などを記録・保存できるようになってからまだ数年ですが、ついに生体内の酸素飽和度、心電図を記録・保存できるようになり、そのデータから睡眠パターンをも分析し、睡眠時無呼吸症候群の診断を示唆することまでできるようになりました。さらには血圧測定も可能になるかもしれないといわれており、血糖値を非侵襲的に測定できるようになるのも、そう遠い未来のことではないように思えます。

　Apple Watch が、そしてそれと連動するスマホが、私たちの健康状態を常時モニターする状況になります。

◇ バイオセンサーの進化

　バイオセンサーの小型化、非接触化も恐るべきスピードで進んでいます。現在は主としてセキュリティーの面で活用されている顔認識技術ですが、今後は関連の技術が健康状態のチェックにも活用されるでしょう。コロナ禍の現在、体温測定に多く使われていますが、今後は顔面の血流量の変化、黄疸（おうだん）の有無、さらには表情の変化に表れる精神状態の変化などがモニターされるようになるでしょう。これらのデータを定期的に、あるいは常時モニターすることで、疾病の早期発見、あるいは発病前の予防に直結させることができるようになります。このような動きは「モバイルヘルス」というくくりでまとめて語られることもあるようです。

　こうしたバイオセンサーのデータを、誰もが自分自身のデータとして得られるようになると、病気の予防、早期発見などは、医師あるいは医療機関だけのものではなくなっていき、むしろそれ以外のところで活用されることになるでしょう。つまり、医療・病院業界が、医療機関を中心とした世界から、すべての人間活動を巻き込んだ世界・業界へと、DXの進化によって変化していくのです。それを象徴するかのように、Apple社CEOのティム・クックは2019年、「はるか遠い未来に、Appleの人類への最大の貢献はなんだったかと考えたとき、その答えは医療でしょう」とインディペンデント紙のインタビューで答えています。

　こうした進化を前提に、業界の変化について思考を深めていく必要があります。

◇ デジタルバイオマーカー

　バイオマーカーは、「生命徴候」としての「脈拍」「呼吸」「体温」「血圧」「意識レベル」のバイタルサインや生化学検査、血液検査、腫瘍マーカーなど臨床検査値、MRIやCTの画像診断データなど、病気の診断や治療予測に用いられる指標で、疾患の有無や状態、薬物への応答性などを評価するために使われています。

　生体情報をデジタルによって数値化・定量化することが、**デジタルバイオマーカー**で、スマートフォンやウェアラブルデバイスから得られるデータを用いて、病気の有無や治療による変化を客観的に可視化する指標になっています。デジタル技術により、従来のバイオマーカーでは得られなかったデータを取得・解析し、日常診療および医薬品の研究開発に活用することが期待されています。

　身近なところでは、血糖値や血中コレステロール値が生活習慣病の指標として用いられたり、がん領域では、前立腺がんで高値となりやすいPSA、膵がんや胆のうがんで高値となりやすいCA19-9といった腫瘍マーカーが診断の際に参考とされています。

バイオマーカーは医薬品開発にも密接に関わっています。例えば、非臨床試験では、薬物の安全性・毒性を評価するのに利用されたり、臨床試験では、適切な患者群を特定・層別化するための指標や、真のエンドポイントを代替する指標（サロゲートマーカー）としても利用されています。バイオマーカーの世界市場規模は 2020 年の推計 433 億ドルに対して、2025 年には倍の 921 億ドルへと高い成長が予測されています。

デジタルバイオマーカーの進化は当然に病理検査の部門に新たな改革をもたらすものとして期待されてきます。

また、介護施設ではデジタルバイオマーカーをベッドに内蔵させ、利用者の観察に応用する試みも行われています。

◇コンティニュア・ヘルス・アライアンス（CHA*）

CHA は、パーソナル・ヘルスケアの質的向上を目的とし、健康機器や医療機器のデジタル化促進と通信規格の統一を目標に設立された団体で、現在、これに加盟する 14 社の企業が、統一規格に準拠した製品やサービスを日本市場向けに開発しています。

「コンティニュア設計ガイドライン第一版」を作成し、参加企業は、このガイドラインに準拠する血圧計・体重計・体組成計・歩数計などの健康管理機器や通信デバイス、およびこれらの機器で計測されるデータをもとにしたヘルスケア・サービスを提供します。これらの機器やサービスを利用することにより、ユーザーは、体重や血圧の計測データなどから、健康増進や疾病予防を目的とした家庭での健康管理を簡単に行えるようになります。計測されたデータをもとに健康管理コンサルテーション・サービスを利用することにより、メタボリック症候群や生活習慣病などの慢性疾患の兆候をいち早く捉え、その予防に役立てることができるのです。

---

*CHA　Continua Health Alliance の略。

成長のための戦略デザイン

DXのもたらす病院経営変革①
ビッグデータ活用とAI

医師や薬剤師、医療技術の研究家たちが参加するプラットフォームでの議論から、多様な医療サービスのDX化が実現すると期待されていますが、その中に医療のビッグデータとAI（人工知能）の応用が含まれます。

◇ 創造的な市場の拡大

　医療ビッグデータとは、**レセプト**データや電子カルテの分析から始まる多彩な治験データで、問診情報や各種検査結果、画像記録、薬の処方記録、手術記録など、患者1人から生まれる幅広い医療データのことです。

　コロナ禍において感染拡大防止や重症化予防などに直結するデータとして利活用が期待されるほか、AI治療、医療関連業務の効率化などにも直結するだろうといわれています。

　医療現場では医師と患者がデータを共有することで、データ利活用の範囲を創造的に拡張する取り組みが進むほか、臨床試験におけるDXや、AIを用いた国産の新医療機器の導入も期待できます。

　さらに、全国の医療機関からカルテやレセプト（診療報酬明細書）、厚生労働省が定めたデータフォーマットなどのかたちで日々膨大な量が蓄積される情報も医療ビッグデータであり、これらは、実臨床で使用できるリアルワールドデータ（RWD）として活用が進んでいます。

　また医療に限らず、製薬や生命保険、自治体向けサービスなどにも活用されるなど、医療ビッグデータの市場創造は今後とも飛躍的に進むことが期待されています。

> **メモ** レセプト（診療報酬明細書）
>
> 　患者に対して行った医療行為について、患者の窓口負担分以外の医療費を支払い機関に請求する際に、診察開始日や診療内容について取りまとめたデータのことです。

◆ 期待されているEBMの重要性

　日本では最近、**EBM**＊（根拠に基づいた医療）の重要性が広く認識されるようになってきました。特にコロナ禍対策では、エビデンスの有無ということが国会の質疑にもよく登場しています。EBM は「入手可能で最良の科学的根拠を把握した上で、個々の患者に特有の臨床状況と価値観に配慮した医療を行うための一連の行動指針」などと定義されます。

　そのような EBM 概念の浸透に伴い、リアルワールドデータ（RWD）に対する関心も高まってきています。RWD とは、医薬品の治療効果や副作用などに関する「実臨床」のデータのことです。製薬会社が新薬の開発にあたり実施する治験は、従来の薬剤との効果の違いを抽出することが目的であるため、条件のそろった比較的少人数の集団が対象です。

　一方、病院などにおける実臨床では、薬剤は様々な背景を持つ多数の患者に処方されます。そのため、治験で発見できなかった効果や副作用が検知されることは珍しくなく、顕在化しなかった致命的な副作用が、実際に薬が市場に出回ったあとに表面化する、というケースもあります。

　そこで、RWD を収集・蓄積し、製薬会社や研究所にフィードバックすることで、創薬や医薬品の改良、病気のメカニズムの解明、安全性の監視に役立てよう、という動きが日本でも本格化してきました。そのとき必要とされるのが AI です。

◆ 病気の予測・早期発見

　日本医師会がコロナ禍前の 2018 年 1 月 24 日にまとめた「日本の医療ビッグデータの利活用」という報告書では、事例の 1 つとして、リアルタイムの医療ビッグデータが疾病予防に有効であるとされています。

　人が病院や医療機関で診察や治療を受けるとき、問診情報や画像を含めた検査結果、処方薬品名などいろいろなデータをまとめた医療資料が作られます。統計的にも、同じ症状を持つ患者のデータが多ければ多いほど、病気の特定がしやすくなり、病気の程度や進行具合などの判定もしやすくなってきます。

＊**EBM**　Evidence Based Medicine の略。

　例えば、CT やレントゲン画像データを AI で分析することにより、システムに蓄積されている過去の様々な患者データから似たような症例を探し出し、さらには患者本人が気づかない病気でも早期発見や早期治療が可能になります。

◇ 医療の2025年の壁への対応

　また同じ症状でも、病気の進行具合や患者の体力、年齢によって治療法は異なります。問診の結果や各種検査データなどを記録したカルテがアナログの場合には、その情報はどこにも共有されることなく、担当医師の手元にあるのみです。近年、急速に普及している電子カルテでは、各医療機関内、あるいは複数の医療機関が加入しているシステム内で医療情報が共有化されることで、症状、治療、検査結果に関する医療情報の蓄積と適切な分類によって、一人ひとりの患者に最適の医療サービスを提供できる可能性が高まります。

　さらには、一見すると関係ないように思える症状が体内の別部分に悪影響を与えていることも判明するようになります。糖尿病による合併症などはまさにそれで、糖尿病の主治医と他の診療科の医師との連携は、医療データの共有がなければ困難であり、総合的な治療への可能性はなくなります。近年の医療は、ベテラン医師の経験やひらめきではなく、AI などを使い、膨大に蓄積された医療データの分析によって治療方針などが判断され、またさらにそこから根拠が明確な新しい治療法も編み出されるなど、科学的根拠を重視した流れに向かっています。

　医療ビッグデータに基づく治療は、医療費抑制の一助にもなると期待されるほか、AI 治療の進化によっては医師不足がピークに達するといわれる「2025 年の壁」にも対応できるものと期待されています。

◇ 次世代医療基盤法

　次世代医療基盤法は、医療分野の研究開発に資するための匿名加工医療情報に関する法律で、2018 年 5 月に施行されました。「オールジャパンでのデータ利活用基盤」の一環として、アウトカム情報を含め、医療分野の研究開発の多様なニーズに柔軟に応えるデータを収集し、また、自らが

受けた治療や保健指導の内容や結果をデータとして研究・分析のために提供し、その成果が自らを含む患者・国民全体のメリットとして還元されることへの患者・国民の期待にも応え、ICT の技術革新を利用した治療の効果や効率性などに関する大規模な研究を通じて、患者に最適な医療の提供を実現することを目的としています。

施行から5年が経過する 2023 年度に向けて、施行状況のほか、医療分野の研究開発における医療情報の利活用に関するその他の取り組みも踏まえ、必要な見直しを検討する予定になっています。

◇ 進むヘルスケアDX支援策

上記で紹介した次世代医療基盤法の施行と、18 年度、20 年度の診療報酬改定に盛り込まれたオンライン診療の対象拡大により、病院・医療、そして介護の DX に関する事業化が推進されてきました。さらには新型コロナウイルスの感染拡大防止を目的とした非接触対応の医療ニーズの高まりもあり、DX に関心を寄せる事業者も増えてきています。

医療・介護分野における ICT へのロードマップが示されてきてから、それまでなかなか進まなかった電子カルテの普及や自治体単位での地域医療連携の情報ネットワーク整備も進んできました。

次世代医療基盤法に基づくさらなる支援策では、医療情報の匿名加工や患者があとからでも情報提供を拒否できるオプトアウト方式によるデータ利活用の事業者認定が行われます。さらに、時限的に解禁された初診からのオンライン診療が恒久化される方針となりました。

◇ オンライン診療の恒久化とかかりつけ医

オンライン診療については、初診は原則としてかかりつけ医によって実施するとされていますが、患者の医学的情報を把握できる場合などには、かかりつけ医以外の医師にも実施を認める方向です。しかし現状では、診療報酬が低いなどの理由で、初診からオンライン診療に対応する医療機関はまだ全体の 6.5%（2021 年 4 月末）にとどまっています。2022 年度診療報酬改定で対面診療との報酬差が縮まらなければ、規制が緩和されても医療機関がオンライン診療を積極的に導入するのは難しいとされています。

　しかし、初診からのオンライン診療の恒久化は、勤労世代の医療へのアクセスを改善し、かかりつけ医を持つきっかけになる可能性があるとされます。今後とも効率的な医療提供体制を確立するには、年齢に関係なく若い世代もかかりつけ医を持つことが望ましく、そうなればポスト・コロナの社会に必要な医療提供体制改革も進めやすくなるだろうといわれています。

　ヘルスケア DX が世の中に広く浸透するためには、医師や医療関連企業の参加が不可欠で、かかりつけ医なども集うプラットフォームの実現は、多様なサービスの DX 化をもたらすと考えられており、国からのさらなる支援策が考えられてきます。

かかりつけ医の役割の拡大

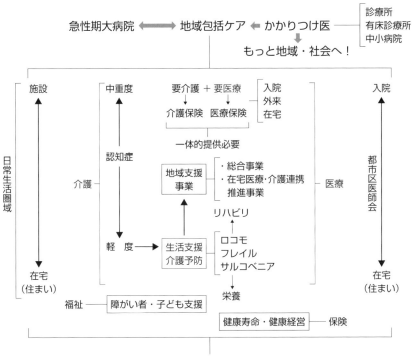

日本医師会ホームページより

04

DXのもたらす病院経営変革②
包括医療費支払い制度(DPC)と医療DX

前節で紹介した医療ビッグデータの中で最も膨大な量になるのが、保険者データ、カルテ、調剤レセプト、そしてDPC（包括医療費支払い制度）です。これらは実臨床で使用できるリアルワールドデータ（RWD）となって、また新たな医療データを創り出しています。

◇ 多彩な活用事例

　リアルワールドデータは、複数の疾患を併発している患者の情報や診断名がついていないような症状もすべて記録され、原則として研究以外の目的で作成されています。患者名を匿名化してプライバシーを保護しつつ、より詳細な医療データを得られる仕組みになっています。ただし、研究目的のために作成されたデータではないため、信頼性が確保される手法で集められたデータ以外に、不完全で偏りのあるデータも含まれていることから、活用にあたっては注意が必要です。

　現在、複数の機関がリアルワールドデータを取り扱っていますが、その代表的なサービスとして、厚生労働省が提供する **NDB*** という公益目的のものと、全国 23 の大病院から電子カルテなどを集めた **MID-NET** があります。NDB にはレセプトデータおよび特定健康診査、特定保健指導のデータが、MID-NET には主に厚生労働省が開発要請をした医薬品についての実態調査や自治体などの公的研究のためのデータが蓄積されています。

> **メモ**　DPC データ
>
> 　2003 年に厚生労働省が導入した DPC 制度の対象病院が作成するデータのこと。全国統一のデータフォーマットで、レセプトデータよりも詳細に取りまとめられています（2-7 節参照）。

***NDB**　National DataBase の略。

リアルワールドデータの代表的サービス

NDB（ナショナルデータベース）	MID-NET
厚生労働省が提供する、公益目的のリアルワールドデータ。データの提供先は行政機関や大学、研究をする独立行政法人、国管轄の公益法人や国の行政機関などに限られる。	全国23の大病院から電子カルテなどを集めた、医薬品の製造販売後の調査、もしくは公益性の高い研究のために用いられるリアルワールドデータ。提供先は、厚生労働省が開発要請をした医薬品についての実態調査、国や自治体、独立行政法人などの公的研究費による研究に限られる。

◇ 診療データとしての活用

　かつては、一般的な医療機関がリアルワールドデータの情報を手に入れることは難しいとされていました。しかし近年は、公的機関以外でも民間でリアルワールドデータを活用したサービスが見られるようになってきています。民間企業では、独自に契約した病院や医療機関、自治体などと連携し、診療データなどを提供してもらうことで、リアルワールドデータを構築しています。提出された情報は、匿名化技術によって個人情報以外が抽出されるため、企業はプライバシーを保護しながらデータを蓄積することが可能です。

　このような民間のサービスを利用し、さらなる医療の質の向上や病院経営の健全化に役立てようという動きも活発になってきました。特に、医療原価の掌握に活かして、原価と医療費のムダを排除しようという狙いです。

　このほか、DPCデータの活用では、製薬会社における新薬開発の効率化などの事例も見られます。

　中外製薬の「CHUGAI DIGITAL VISION 2030」では、基本戦略の1つに「デジタルを活用した革新的な新薬創出」を掲げ、医療データの活用で、薬品開発の成功確率向上を推進すると共に、創薬プロセスの時間やコストを大幅に短縮し、圧倒的な効率化と革新を実現しようしています。

◆ 医療の質の向上とリアルワールドデータ

　病院内でリアルワールドデータを活用することで得られるメリットの1つが、「多剤併用患者の可視化」と「診療効果の数値化」です。これまで電子カルテは担当医師による利用が中心だったものを、院内で共有化できることにより、医療の質をいっそう向上させるための施策や医療費の適正化、病院経営方針の改善策の考案などに役立てることが期待されます。

　医療の質の向上としては、これまでデータがなく十分な治療を施せなかった難病や希少疾患の患者、あるいは自院での患者数が少ないために発病機構が明らかにならず、医薬品の開発が遅れていた疾患の患者に対する治療方針なども共有できることから、患者からの病院の満足度を高められるといった機会にもなります。

　医療ビッグデータの業種を超えた活用は、オンライン診療や地域包括ケアシステムなどの領域で新たな医療・介護サービスを生み出したり、健康・予防を目的とした「モバイルデータヘルス」と呼ばれるまったく新しいビジネスモデルを実現するという点でも期待されています。

◆ 病院経営方針の改善とDPCデータの活用

　病院経営方針の改善では、まず自院が全国でどのくらいのポジションに位置するのか、あるいは類似した規模・特徴を持つ病院との比較分析などに使えます。また、近隣病院との比較分析では、例えば二次医療圏内で疾病のシェアなどについて比較することにより、地域の中での位置づけが明確になってきます。地域における他の DPC 対象病院と疾患別の患者シェアを比較・分析することで、自院の強みと弱みを客観的に評価することができて、経営戦略の立案においてもより現実的な選択と集中を決定することが可能になります。

　さらに、同一疾患における診療行為や在院日数の院内・院外との比較で、自院の診療行為の標準化を進めると共に、クリニカルパスをより効率的に刷新することができます。同時に、診療科別・疾患別の診療行為別分析、包括払いと出来高払いの分析を通じて、検査・投薬などが適正かどうかの再検討が行われ、診療行為の見直しやジェネリック薬活用によるコストダウンも追求できます。

対象病院と準備病院、および
DPC調査の提出データ

　DPC参加病院には、診断群分類を用いて包括請求を行う**DPC対象病院**と、請求は医科点数表で行い、退院患者データの提出のみを行う**DPC準備病院**があります。どちらも、厚生労働省が定めた下表の基準を満たす必要があります。

DPCへの参加基準

【対象病院・準備病院の基準】

	対象病院	準備病院
①	下記を届出 ・一般病棟入院基本料の急性期一般入院基本料 ・特定機能病院入院基本料(一般病棟) ・専門病院入院基本料(7対1、10対1) ※救急医療管理加算の基準を満たしていることが望ましい	左記の基準を満たしている、または左記の基準を満たすための計画を策定
②	診療録管理体制加算を届出 ※診療録管理体制加算1が望ましい	左記の加算を届出または同等の診療録管理体制を有し、左記の基準を満たすための計画を策定
③	DPC調査に適切に参加し、入院診療、および外来診療データを提出	DPC調査に適切に参加し、入院診療データを提出 ※外来診療データの提出が望ましい
④	「適切なコーディングに関する委員会」(コーディング委員会)を設置し、年4回以上開催 ※毎月開催が望ましい	
⑤	③の調査で、適切なデータを提出し、かつ、調査期間1カ月当たりの「データ/病床」比が0.875以上	

また、DPC 調査の提出データとしては、「退院患者調査」と「特別調査」の2種類があります。退院患者調査は、患者の病態や実施した医療行為の内容などを把握することを目的に毎年実施され、病院は下記の様式を用いて提出します。特別調査は、退院患者調査を補完する調査で、中央社会保険医療協議会（以下、中医協）等の要請に基づき随時実施されます。

DPC調査の提出データ

●退院患者調査の様式およびその内容

様式名	内容	入力情報
様式1	患者属性や病態などの情報	生年月日、性別、入院年月日、入院経路、診療目的など
様式3	施設情報	開設者類型、病床数、入院基本科などの算定状況など
様式4	医科保険診療以外の診療情報	自賠責、正常分娩、労災保険などの症例
入院EF統合ファイル	入院患者の医科点数表に基づく出来高点数情報	医科点数表に基づく診療報酬の算定情報
外来EF統合ファイル	外来患者の医科点数表に基づく出来高点数情報	医科点数表に基づく診療報酬の算定情報
Dファイル（対象病院のみ）	包括レセプト情報	診断群分類点数表に基づく診療報酬の算定情報
Hファイル	日ごとの患者情報	重症度、医療・看護必要度の情報
Kファイル	3情報から生成した一次共通IDに関する情報	①患者の生年月日、②カナ氏名、③性別 —から生成した一次共通ID

DXのもたらす病院経営変革③
患者のPHR（個人健康情報）と オンライン診療、地域包括 ケアシステムでの期待

医療データの1つPHR*（個人健康情報）は、患者が自分の医療・健康情報を収集 して一元的に保存し、医療機関に提供するなどして利活用するものです。

◆ 本人の同意の下でのPHR利活用

クラウドサービスやスマートフォンなどの普及に合わせ、個人の医療・ 介護・健康データを、PHRとして本人の同意の下で様々なサービスに活用 することが可能になってきました。

具体的には、「妊娠・出産・子育て支援」「疾病・介護予防」「生活習慣 病重症化予防」そして、「医療・介護連携に関わる新たなサービスモデル の開発」などです。国は、特に、横断的にデータを管理・活用できる連携 基盤（プラットフォーム）の開発に対して、国立研究開発法人日本医療研 究開発機構（AMED）を通じたPHR活用のための支援を行ってきました。 2019（令和元）年度からは、厚生労働省が経済産業省と連携しながら、 民間PHRサービスの適正かつ効果的な利活用を進めるためのルール整備 に取り組んでいます。

◆ コロナ禍での感染拡大防止と社会保障関係費の抑制

新型コロナウイルスの感染拡大を受けて、オンライン診療の制度が緩和 されたことで、医療スタッフのリスク低減だけでなく、時間短縮やコスト 削減などのメリットも生まれてきています。

欧米ではオンライン診療が新型コロナウイルス対策の第一歩だったのに 対し、日本では出遅れてしまった原因として、日本の保険制度ではオンラ イン診療に疾患の制限があり、点数も低かったことが指摘されてきました。

---

*PHR　Personal Health Record の略。

厚生労働省では、新型コロナウイルスの感染拡大を受けて、2020年4月から時限的に、初診の患者を含め、電話や情報通信機器を用いた診療や服薬指導を可能とする事務連絡を行ってきました。さらに2021年8月からは、自宅や宿泊施設で療養する新型コロナウイルスの感染症患者に対して、最低限の医療を確保するために、電話や情報通信機器を用いた診療を行った場合、【二類感染症患者入院診療加算】（250点）を算定できることにしました。

医師や患者による「なりすまし」や処方薬の転売、不適正使用の危惧、誤診の可能性などを指摘する声もありましたが、オンライン診療は、医療スタッフ、患者共に新型コロナウイルスなどの病原体に暴露されない、医療機関に赴く時間やコストが削減できる、また受診を控えている慢性疾患の患者に対応できるなどのメリットも多く、見直されてきています。

また欧米では、問診と視診のほか、家庭で基本的なバイタルサイン（体温、呼吸、脈拍、血圧）や、もしパルスオキシメーターもあるのであれば血中酸素飽和度を測定してもらうことで、十分な診療が可能とされています。

◇ PHRを整備して、地域医療構想、地域包括ケア体制の構築につなげる

オンライン診療のメリットを享受できて、適正に運用できる疾病から、徐々にオンライン診療を普及させ、日本独自のPHRを整備しながら、地域医療構想、地域包括ケア体制の構築へとつなげることも可能になってきました。

PHRの整備は、地域包括ケアシステムによる地域の病院と診療所、介護事業所や在宅ケアまでの情報管理の一元化も可能にすることから、コロナ禍の拡大をきっかけに一気に加速し、最近ではさらに、AIホスピタルによる高度診断・治療システムの社会実装なども始まりました。

病院ではこのほか、人とロボットとAIの融合による医療テクノロジーの導入や非接触搬送、清掃ロボットなど、2025年の壁と呼ばれる超高齢社会と人口減少社会の時代における社会インフラ整備への活用が見込まれています。

06 DXのもたらす病院経営変革④
新しい病院マーケティングへの期待から

これまでビッグデータやAI、ロボットによるヘルステックなど、DXがもたらす病院経営の変革について述べてきましたが、未曾有の国難ともいうべきコロナ禍により、病院DXも一部では加速し、一部では変革への取り組みが休止あるいは断念されています。

◇ 公立・公的病院の再編統合と病床の削減

　コロナ禍の拡大により「医療崩壊」が危惧されている中で、それ以前から総務省と厚生労働省では赤字が続く公立・公的病院の再編統合や縮小、病床削減などについて、計画を取りまとめてきました。現在は一時的に計画が休止しているものの、2025年問題を控え、病院経営の抜本的な見直しは避けては通れません。

　これまで繰り返し述べてきたように、DXは病院経営や業態そのものの変革を意味しています。たんなるダウンサイジングやコスト削減のためのデジタル化では解決されない事態ともなっています。

　公立から公設民営への動きなど、病院経営の根本的な見直しまで含めた議論が行われています。

　2005年頃から始まった電子カルテとオーダリングシステムの導入に伴い、紙から電子への業務フローの切り替えによるコストダウンがあり、次に手書きの情報からテキストデータ入力に置き換わることで、情報共有と履歴参照が進み、医師・看護師の働き方も変わりました。しかし、それでもまだ、DXに求められていることは病院のコストダウンにとどまり、病院内の諸設備の稼働率向上や医療事故防止による病院への信頼度の向上、DPCなど膨大な量の医療ビッグデータを経営に活かすことへの期待感などはまだ見えていません。

今後の病院 DX では、地域医療連携や地域包括ケアシステムでの活用や、人事労務、経理、経費計算などのバックオフィス業務の改革、そして医療スタッフの働き方改革の 3 つが優先課題として期待されていますが、それでも根本的な赤字解消に結び付けるには、DX の究極の目標である病院の根本的な変革が必要となっています。

◇ 地域医療連携と病院の機能分化に即した戦略的マーケティング

　これからの病院経営では、地域医療連携の各種医療データに基づいた個々の病院の戦略的マーケティングの展開が重要になるといわれています。病院の機能分化および医師偏在の是正が行われ、それぞれの病院においての経営の課題や集患の切り口などが明確になれば、地域医療連携を基盤として、オンラインとオフラインの両方を組み合わせた情報の共有化により、継続的な集患活動や病院内の諸設備の稼働率向上が期待されてくるためです。

　増患増収こそが病院マーケティングの目的であり、そこに各種のデジタルツールの活用が活かされていくのです。

◇ ペイシェント・ジャーニー

　いま、ヘルスケアの領域に「Patient Journey（ペイシェント・ジャーニー）」という言葉があり、医療の様々な場面でいろいろな意味で使われています。例えば病院内では、採血から画像診断、診察……と院内をあちこちめぐることを「ジャーニー（旅人）」になぞらえて使われています。急性期から回復期、慢性期までの病院の機能分化を称して使われる場合もあります。要は患者の「行動」「思考」「感情」などのプロセスを表した言葉で、病院を受診することから始まる患者の行動などのデータを起点として施される医療サービスとそれにおけるマーケティング手法を**ペイシェント・マーケティング**と呼びます。

　この言葉は最近のものではなく、古くから病院の理念にも掲げられてきました。例えば、「患者の満足度を高め、納得する医療の提供を目指す」として、「患者志向」とか「患者の視点」「患者主体」の医療提供という、病院が目指すべき経営理念の言葉としてよく使われてきました。

　インターネットが普及した現代においては、検索エンジンでの検索結果やECショップにおける購買記録などの行動がほぼすべてデータ化され、個人に最適化されたインターネット広告に利用されます。こういった手法を**デジタルマーケティング**といいます。

　今後の病院マーケティングの展開にあたっては、このようなデジタルマーケティングの思考が必要で、たんに地域の人々から認知されるだけではなく、患者から選ばれ、支持される病院になることが大切です。そのためには患者の潜在ニーズを把握し、患者の行動や生活を理解し、患者中心の医療をマーケティングに落とし込むことが重要となります。

◇ スマートヘルスケアサービス

　スマートヘルスケアとは、IoT（モノのインターネット）やVR（仮想現実）、AR（拡張現実）を活用した医療サービスのことで、例えば、センサーが搭載されたウェアラブルデバイスを用いて、体温、脈拍、血圧などのバイタルサインを測定し、ネットワークを通じてしかるべき医療機関にデータを送信する、といったサービスが挙げられます。

　病院がこのスマートヘルスケアを活用し、増患につなげるマーケティングの展開も可能になってきています。

　例えば、取得されたデータを患者自身の疾病予防や健康管理に役立てることも、測定の効率化を図ると同時に複数の患者をモニタリングすることも可能になり、人手不足解消への貢献が期待されます。さらに、遠隔地からでもデータを取得して確認できるため、遠隔地医療の普及と推進につながり、結果として、多くの患者から収集した様々な症状などの医療データを集積し、ビッグデータとして疫学研究に役立てることもできます。

　このようなスマートヘルスケアを介在させて、患者と医師とが良好なコミュニティを形成することもまた病院のデジタルマーケティングにつながり、増患増収に貢献していきます。

07 ローカル5Gの普及と医療DX

2020年春から商用運用が開始された5Gおよび技術進歩が著しい4K8Kなどの映像技術を用いた遠隔医療の活用可能性を検討する実証実験が進んでいます。その中でも、最近では地域企業や自治体等の様々な主体が、自らの建物内や敷地内でスポット的に柔軟に構築できるローカル5Gの活用に期待が集まっています。

◇ 光回線とローカル5Gでつないでがんを発見する

　長崎県と長崎大学病院、長崎県五島中央病院、社会福祉法人なごみ会、井上内科小児科医院、NTT西日本グループが連携体を作り、ローカル5Gを使った遠隔診療支援に関する実証事業が行われています。

　この実証事業は、総務省が進めている「地域課題解決型ローカル5G等の実現に向けた開発実証」の課題の1つで、「専門医の遠隔サポートによる離島等の基幹病院の医師の専門外来等の実現」として行われました。

　システムとしては、本土の長崎大学病院と離島の中核病院・五島中央病院とをNTT西日本が提供する光回線で接続し、五島中央病院内にはローカル5Gを構築し、4K内視鏡や部屋全体を撮影する4Kカメラなどで撮影した五島中央病院での診療の映像を、ローカル5Gと光回線を使ってリアルタイムに長崎大学病院に伝送し、診断の正確性や扱いやすさ、治療効果などを検証しています。4K内視鏡カメラで送られてきた画像では、従来は食道炎との鑑別が難しい食道がんを発見できたと報告されています。

◇ ローカル5Gとは

　もともと、5Gは「超高速・大容量」と「超低遅延」「多数同時接続」の3つの特性を持っていますが、ローカル5Gはさらに、プライベートネットワークとしての柔軟な対応力があり、また現在利用されている共有周波数とは異なる周波数帯を利用するため、Wi-Fiと違って電波干渉の可能性が低く、通信品質が安定するなどのメリットがあり、ランニングコストも低く、セキュリティの確保や高品質なネットワークが求められる医療などの分野での活用が期待されています。

　医療の分野では、映像系など大容量の伝送を必要とする専用ネットワークとして構築が可能で、グループ間や医療施設間において仮想的な院内ネットワークの構築も可能になってきます。さらに、上りと下りリンクの比率を通信規格に沿って選択でき、用途に合わせた通信環境を実現します。このため、病院内のネットワーク構築時では、有線でのネットワークに加えて、ローカル5Gを用いることにより、より安定したネットワークにすることができます。

　また、前記したように、すでに導入されている医療機器や現在利用されているWi-Fiとは異なる周波数を利用しているため、電波干渉の可能性が低く、遠隔操作による手術でも安定性と信頼性の高いネットワークとして活用できます。

◇ 4K8Kの医療への応用

　一般的に4K8Kは多画素化のほかに広色域化、多階調表現、輝度表現の向上、高フレームレートという特徴があり、高精細な映像や画像を確認することが可能になり、解像度が上がることによって、実物に近い映像の再現や拡大ズームに耐えられる長所があります。また、大画面で内視鏡などによる患部や病変部の画像を細部にわたって確認することができます。

　総務省の「中核病院における5Gと先端技術を融合した遠隔診療等の実現」の実証実験では具体的に、医療分野の課題解決にローカル5G等の無線通信システムが役立つユースケースとして、次の実証を行っています。

---

①遠隔診療・技術指導
② AIを活用した画像診断
③災害時の通信確保・医療支援

---

08 ブロックチェーンと医療情報の管理

成長のための戦略デザイン

ブロックチェーンの定義には様々なものがありますが、2008 年にサトシ・ナカモトと呼ばれる人物によって提唱された「ビットコイン」（暗号資産システム）の中核技術として誕生した「取引データを適切に記録するための形式やルール」が最初のブロックチェーンと呼ばれています。

◆ データベースの管理手法

　データを集積・保管し、必要に応じて取り出せるようなシステムのことを一般に**データベース**と呼んでいますが、**ブロックチェーン**もデータベースの一種で、データ管理手法に関する新しい形式やルールを持った特殊な技術です。

　「分散型台帳」とも訳されるブロックチェーンですが、中央管理を前提としている従来のデータベースとは異なり、常に同期されており、中央が介在することなくデータを共有できるので、参加者の立場がフラット、つまり非中央集権で分散型という特徴を備えており、物流業界などで注目されています。このブロックチェーンを医療・ヘルスケア業界の変革に活用するケースが増えています。

ブロックチェーンのメリット

❶**不正取引・改ざんができない**
　特に過去の取引データを改ざんすることが困難。
❷**システムダウンに強い**
　ネットワーク上の多くのコンピューターが同じデータを分散して管理していることから、1 カ所のコンピューターが壊れても、システム全体が障害にならない。
❸**運用コストが安い**
　分散型のコンピューターによる管理ができるので、仲介者が必要なく、参加者間の直接取引が可能。

◇ 対改ざん性と非中央集権

　医療情報の取り扱いにあたっては、データベースやシステムのセキュリ
ティ、特にデータの改ざんができないことが大前提となります。

　医療・ヘルスケアの業界が持つ秘匿性の高い個人情報のデータ特性は、
もともとブロックチェーンの機能であるデータの対改ざん性と非中央集権
というコンセプトとの親和性が高いということから、ブロックチェーンの
手法が最適だとされています。

　ブロックチェーンは、暗号資産(仮想通貨)で用いられる**パブリックチェー
ン**（不特定多数の参加が認められる）と、**プライベートチェーン**（管理者
の下で特定メンバーの参加が認められる）の２種類に大別されますが、こ
のうちプライベートチェーンでは、特にセキュリティ要件を高く担保する
ことが可能です。

◇ ブロックチェーンの現状と課題

　ブロックチェーンが、病院・医療の DX において、「万能薬のような機能」
を果たすわけではありません。**スケーラビリティ**の問題があるとされてい
ます。スケーラビリティとは一般的に、将来想定されるシステム規模の増
大に対して対応可能であるように設計されたシステムかどうかということ
です。医療データの場合も、将来にわたって規模が増大すると考えられる
ため、それに対応できるスケーラビリティを考慮する必要があります。サー
バーに CPU を追加したり、ハードディスクを増設したりするなど、リソー
スを増強して対応することを**垂直スケーラビリティ**といい、クラスタ化、
分散システム化により論理単位を追加することを**水平スケーラビリティ**と
いいます。

　現状のブロックチェーンは、従来のデータベースよりもスケーラビリティ
が低くならざるを得ないという課題を抱えています。医療業界は、他の産
業よりもはるかに大きなデータの塊を保存・処理する必要があり、ブロッ
クチェーンの本格的な活用を考える上では、まだまだ解決しなければなら
ない問題があるということです。

◇ データドリブン化

　医療においては近年、診療に関わるビッグデータのほか、生活習慣に関わるリアルワールドデータ、個人に集積する PHR（パーソナルヘルスレコード）、あるいは遺伝子情報といった非常にセンシティブなデータを取り扱うことが多くなっています。そして、それらを基盤とした新しいビジネスモデルなども生まれようとしています。

　それが**データドリブン**といわれるもので、新しいビジネスモデルとしてヘルスケアの世界にも導入されてきました。

　また、社会保障費の公費負担割合が高い日本においては、予防医学や個別化・層別化医療の取り組みに力を入れており、政府においてもデータドリブン化した施策を積極的に打ち出してきています。

　前にも解説した医療ビッグデータに注目が寄せられるようになったのはごく最近のことですが、今後は「医務査定 AI」（下図）のように、大量にあるデータから使えるデータを峻別し、新たな実用ベースのデータを構築することでビジネス化のスタートを切るケースも増えると思われます。

医療査定のプロセス

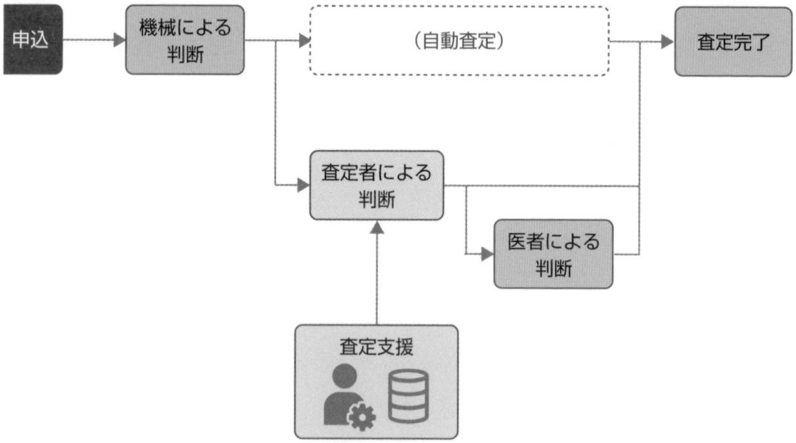

申込 → 機械による判断 → （自動査定） → 査定完了

査定者による判断 → 医者による判断

査定支援

出典：アクセンチュア作成（大同生命がアクセンチュアと共同開発した「医務査定 AI」のビジネスモデル）

Precision Medicine（精密医療）の取り組み

コラム

　がん医療においては早くからゲノム（遺伝情報）研究が注目されています。国立がん研究センターでは、2018年6月から、がんゲノム医療の新たな拠点として「がんゲノム情報管理センター」を開設していますが、がん患者から得られた遺伝子異常のデータなどを集約・保管し、その情報から最適な治療法を選ぶ「がんゲノム医療」を推進しています。

　このように、細胞を遺伝子レベルで分析して適切な治療法を選択する、オーダーメイド治療として**プレシジョン・メディシン（精密医療）**が日本でも本格的に始動しています。

　プレシジョンという言葉には、「精密」「正確」「的確」などの意味がありますが、「それぞれの患者に合った最適な治療を行う医療」を意味し、がん患者だけでなく、あらゆる病気の患者が対象とされています。

　現在、プレシジョン・メディシンが最も進んでいるのががん治療で、これまでよりもはるかに高速かつ安価に遺伝子を解析できる「次世代シーケンサー」と呼ばれる機器が登場したことにより、それぞれの患者のがん細胞の遺伝子異常を調べることができるようになりました。

　こういった研究に、これまで紹介してきた高速情報通信や高解像度映像などの技術開発が組み合わさって、遠隔診療あるいは遠隔治療などの領域で、新しい医療サービスが次々と打ち出されており、それらが病院・医療のDXと呼ばれるものの中核となっています。

遺伝子レベルからの治療が選択されるようになっています。

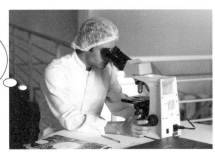

医師を支える診療情報管理士の仕事と求められるスキル

　前章のコラムで紹介した医療情報技師と共に、病院 DX を支えるスタッフとして活躍が期待されているのが**診療情報管理士**です。

　診療情報管理士は、電子カルテなどに記載されている診療情報を管理したり、院内の情報処理を行ったりするのが仕事です。ときには特定の病気のデータ調査や分析をすることもあることから、医療情報技師ともども IT を取り扱うための技術だけでなく、医療や医学に関する知識も求められています。

　患者の診療情報が記録されたカルテの管理をはじめ、診療情報の分析を行う専門職として、医療の安全管理から経営管理にも寄与するスキルが求められる重要なポジションで、その需要も高まっています。

　日本病院会と医療研修推進財団が主催する**「診療情報管理士認定試験」**に合格して資格を得ることが就業の条件となり、資格試験は年 1 回 2 月に行われます。

　仕事の内容としては、日々の診療で増え続けるカルテなどの医療情報の整理・分類から始まり、記載された診療内容を精査してデータ化するなどの業務があります。カルテには患者が過去にどんな診察や治療や投薬を受けたかが記録され、医師が診察を行うにあたりとても大切な情報となります。診療情報管理士には、その重要な医療情報であるカルテを管理する使命と役割があります。

　さらに、入退院する患者のサマリ（経過や病状を記録した書類）について、必要事項の記入漏れがないかチェックするのも診療情報管理士の仕事の 1 つとなっています。

　近年は電子カルテのほかに、最新の医療機器から発出される様々なファイル形式の情報を管理する専門的知識も求められ、これまでの IT スキルのほか、医療分野における情報スキルも必要とした、まさに病院・医療 DX のキーパンソンになる職種として、これからの活躍が期待されています。

7 資料
医療関係団体の取り組み

ここでは、日本医師会や国などの見解と取り組みを紹介します。

01 日本医師会

日本医師会では、2021年6月9日に、「医療DX推進に資する電子カルテ規格の標準化」を政府の第20回健康・医療戦略参与会合で、参考資料として提出しています。

◆ 医療の安全性、有効性、生産性を高める

　　日本医師会では、医療におけるDXに関する基本姿勢として、「ICT等の技術革新の成果を、国民・患者と医療現場にとって真に役立つものとすることで、医療の安全性、有効性、生産性を高めていく方向を目指している」としています。そのために、2016年に取りまとめた、5項目からなる「日医IT化宣言2016」を指針として、政府が進めるデジタル化やデータヘルス改革をよりよい方向に進めたいと考えている、と述べています。

日医IT化宣言2016

- ・日本医師会は、安全なネットワークを構築すると共に、個人のプライバシーを守ります。
- ・日本医師会は、医療の質の向上と安全の確保をITで支えます。
- ・日本医師会は、国民皆保険をITで支えます。
- ・日本医師会は、地域医療連携・多職種連携をITで支えます。
- ・日本医師会は、電子化された医療情報を電子認証技術で守ります。

　　これに基づき、これからの「医療DX推進に資する電子カルテ規格の標準化」について、以下のようにまとめています。

◇ 予防に貢献するICTシステム

　人生 100 年時代に向けた今後の医療について、日本医師会では「予防が重要となり、その主役は、国民・患者となる。ここに、かかりつけ医が一緒に関わることで、予防の有効性と安全性は大幅に向上する」として、これに貢献する ICT システムについて、以下の 3 点にまとめています。

・一次予防、つまり健康増進や疾病予防に役立つものとしては、本人の情報把握に基づく健康管理のための PHR
・二次予防、つまり早期治療や重症化・再発予防に役立つものとしては、地域医療連携ネットワークである EHR
・三次予防、つまり機能回復や社会復帰に役立つものとしては、地域包括ケアシステムのための医療介護多職種連携ネットワーク

　さらに、これらの ICT システムは、別々に用いるのではなく、相互連携が必要であり、その要となるのが、患者に寄り添うかかりつけ医による中継であり、これらの相互連携推進のための実証研究などに対する国からの支援を期待したい、としています。

◇ 国民・患者によりよい医療を提供するために

　また、かかりつけ医がPHRとEHRの情報をつなぐために必要となるのが、病院や診療所の電子カルテで、現在国が進めているデータヘルス集中改革プランの論点としても「電子カルテ情報及び交換方式等の標準化」が取り上げられており、こうした相互連携を実現していくためには、電子カルテの規格の標準化と導入の推進は避けて通ることができない、と指摘しています。
　そして、これらの情報連携だけでなく、健康・医療戦略の基本方針として次の 2 点を掲げています。

・世界最高水準の医療の提供に資する医療分野の研究開発の推進
・健康長寿社会の形成に資する新産業創出及び国際展開の促進

◇ AIを使った診断・治療システムの構築プロジェクト

　日本医師会による DX の取り組みでは、2020 年 6 月 10 日に、医療の高度化を医療従事者の負担を抑えながら実現するために、AI を使った診断・治療システムの構築プロジェクトについて、"2022 年の社会実装を目指す"と発表しています。

　このプロジェクトは、医療従事者の負担削減を目的に内閣府「戦略的イノベーション創造プログラム（SIP）」の第 2 期で採択されたもので、日本の科学技術イノベーションを実現するための国家プロジェクトとしての取り組みです。

　日本医師会が開始したのは、「AI（人工知能）ホスピタルによる高度診断・治療システム」の社会実装に向けたプロジェクトです。医療の質の確保と医療関係者の負担軽減を目的とする医療用の AI 基盤を開発し、その基盤を介して画像診断や問診、治療方針の提案などを行い、医師を支援しようというもので、民間の診療センターや保険会社も利用できるシステムとし、2022 年の社会実装を目指しています。

　上述した医療用 AI 基盤の開発にあたっては、日本医師会のほか、日本ユニシスや日立製作所、日本 IBM らが参画し、さらにソフトバンクと三井物産も協力機関として参加しています。AI 基盤の設計・構築と、同基盤を通して提供するサービスの企画・開発などについては、日本ユニシスと日立製作所が担当し、日本 IBM はグローバルでの知見を含め、医療を支援する AI を開発するための技術の提供とサービス基盤の拡充支援、医療従事者を支援する AI アプリケーションの開発を担当しています。

　さらに、ソフトバンクは、5G をはじめとする通信ネットワークやユーザー認証機能の提供・検証を担当する予定で、三井物産は、アジアでの病院事業を含む海外のネットワークを活かし、AI を使った診断・治療システムの社会実装、および AI ホスピタルの国際化に向けた検証を支援する計画になっています。

02 健康・医療戦略推進本部

「健康・医療戦略推進法」第 17 条の規定に基づき、健康長寿社会を形成するため、政府が講ずべき健康・医療に関する先端的研究開発、および新産業創出に関する施策を総合的かつ計画的に推進するために策定された計画で、2020（令和 2）年 3 月 27 日には、国の「健康・医療戦略（第 2 期）」が閣議決定されました。

◇イノベーションの社会実装として

　　健康・医療戦略参与会合は、国が戦略の策定やその実行に関し、各界の有識者から幅広い政策的助言を受けるために開催しているもので、日本医師会会長も参加しています。その「健康・医療戦略」に盛り込まれた内容のうち、DX の推進に関わる事項としては、（イノベーションの社会実装）の項目の中で、以下のような取り組みが明記されています。

・データなどを活用した予防・健康づくりの健康増進効果などに関するエビデンスを確認・蓄積するための実証を行う。

・生活習慣病などとの関連について最新の科学的な知見・データを収集し、健診項目などのあり方について議論を行う。また、特定健診については実施主体である保険者による議論も経て、健診項目などの継続した見直しを行う。

・ICT、AI、ロボットなどの新たな技術の医療・介護現場への導入やヘルスケアサービスへの実装を図る。

・ICT などを活用した医療機器に関して、引き続きサイバーセキュリティの確保のための対策や、新たな技術を活用した医療機器の効率的な開発にも資する有効性・安全性などの評価手法の策定を行う。

・ウェアラブル端末などの IoT 機器を健康増進に活かすべく、安全性や機能などの評価手法の策定を行う。

・データの連携・利活用を通じ、医薬品、医療機器、公的保険外サービスの分野を超え、アウトカムの向上を目指すパッケージ型ヘルスケアソリューションの創出を支援する取組を強化する。また、ヘルスケアデータを活用した民間サービスの創出に向けて、事業者などに求められる要件（セキュリティなど）、データの相互運用性や標準化の検討など、必要な基盤整備を進める。

◇「健康・医療戦略」でのデータヘルス改革の推進

　国では、データヘルス改革で実現を目指す未来に向けて、「国民、患者、利用者」目線に立った、以下のような戦略を加速化させる計画を立てています。

・レセプト情報・特定健診等情報データベース（NDB）や介護保険総合データベース（介護DB）の連結解析を2020年度から本格稼働し、行政、保険者、研究者、民間事業者など幅広い主体の利活用を可能とする。
・患者本人や全国の医療機関などで、レセプトに基づく薬剤情報や特定健診情報といった患者の保健医療情報を確認できる仕組みに関し、特定健診情報は2021年3月を目途に、薬剤情報については2021年10月を目途に稼働させる。さらに、その他のデータ項目を医療機関などで確認できる仕組みを推進するため、これまでの実証結果などを踏まえ、情報連携の必要性や技術動向、費用対効果などを検証しつつ、医師や患者の抵抗感、厳重なセキュリティと高額な導入負担など、推進にあたっての課題を踏まえた対応策の検討を進める。
・臨床研究・治験をはじめとする医薬品などの開発を効率的に行うため、クリニカル・イノベーション・ネットワーク構想において、疾患登録システムの利活用などを進めると共に、リアルワールドデータを活用した効率的な臨床研究・治験を推進するため、国内外の連携を想定しつつ、医薬品・医療機器の研究開発拠点である臨床研究中核病院における診療情報の品質管理・標準化および連結を進める。さらに、ヘルスケアサービスや各種バイオバンクとの連携により、健康から医療まで切れ目のない情報の連結を図りつつ、リアルワールドデータを蓄積する。
・PMDAの医療情報データベース（MID-NET）について、他の医療情報データベースとの連携を推進し、さらなるデータ規模の拡大を図る。

◇「健康・医療戦略」での医療情報の利活用の推進

　さらには政府全体で、レセプトに基づく薬剤情報や特定健診情報といった患者の保健医療情報を、患者本人や全国の医療機関などで確認できる仕組みの構築にも取り組んでいます。

- 医療分野の研究開発に資するための匿名加工医療情報に関する法律の下、「医療分野の研究開発に資するための匿名加工医療情報に関する基本方針」に基づき、広報・啓発による国民の理解の増進を行うと共に、産業界を含む幅広い主体による匿名加工医療情報の医療分野の研究開発への利活用を推進する。
  また、特異データなどを排除してしまうという匿名加工情報の課題などを踏まえ、個人情報などに配慮しつつ、商用目的を含む医療情報の利活用をさらに推進するため、医療分野における仮名化などのあり方や、電子的方法による単回の包括的な本人同意などの簡潔な利活用要件のあり方について、法制化を含めて検討する。
- あわせて、個人情報などに配慮しつつ、医療画像などの臨床や研究から得られたデータを医療分野の研究開発に活用する。
- デジタルセラピューティクス、医療機器ソフトウェア・AI などの新たな分野について、審査員に対する専門的知識の向上や、薬事、標準、倫理、サイバーセキュリティなどの国際的なルールづくりに関与しつつ、国際的な制度調和に留意して、国内における必要な制度整備を進める。また、国際的な臨床研究や国際共同治験などを促進するため、バイオ・ライフサイエンス分野のデータの取扱いについて、倫理、情報法制、セキュリティの国際的なルールづくりに関与しつつ、国内における必要な制度整備を進める。
- クラウド化の拡大を念頭において、サイバーセキュリティに関してはサイバーフィジカルの構造を踏まえた制度整備などを行う。
  また、厚生労働省、PMDA においては、医療機器規制の国際調和活動におけるサイバーセキュリティや SaMD 関連の議論・ガイダンス策定に関与して国際的な連携強化に努める。
- サイバーセキュリティに関しては医療分野の業界横断的にセキュリティインシデントの情報を共有することが有益であることから今後進むデジタルヘルスの基盤を支えるべく、医療機器メーカー、製薬メーカー、検査機器メーカー、医療機関などと、政府機関、民間の専門団体などとが連携できる仕組みの構築に向けた支援について検討する。

区分	国が保有するデータベース							民間DB
	顕名データベース			匿名データベース				顕名データベース
データベースの名称	全国がん登録DB (2016年〜)	難病DB (2017年〜)	小慢DB (2017年〜)	NDB（レセプト情報・特定健診等情報DB）(2009年〜)	介護DB (2013年〜)	DPCDB (2017年〜)	MID-NET (2011年〜)	次世代医療基盤法の認定事業者 (2018年〜)
元データ	届出対象情報、死亡者情報票	臨床調査個人票	医療意見書情報	レセプト、特定健診	介護レセプト、介護認定情報	DPCデータ	電子カルテ、レセプト等	医療機関の診療情報等
主な情報項目	がんの罹患、診療、転帰等	告示病名、生活状況、診断基準等	疾患名、発症年齢、各種検査値等	傷病名、診療行為（レセプト病名）、調剤、健診結果等	介護サービスの種類、要介護認定区分等	傷病名・病態等、施設情報等	処方・注射情報、検査情報等	カルテやレセプト等に記載の医療機関が保有する医療情報
保有主体	国（厚労大臣）	国（厚労大臣）	国（厚労大臣）	国（厚労大臣）	国（厚労大臣）	国（厚労大臣）	PMDA・協力医療機関	認定事業者（主務大臣認定）
匿名性	顕名（取得時に本人同意）	顕名（取得時に本人同意）	顕名（取得時に本人同意）	匿名	匿名	匿名	匿名	顕名（オプトアウト方式）※認定事業者以外への提供時は匿名化
第三者提供	有（2018年度〜）	有（2019年度〜）	有（2019年度〜）	有（2013年度〜）	有（2018年度〜）	有（2017年度〜）	有（2018年度〜）	有 ※認定事業者以外への提供時は匿名化
根拠法	がん登録推進法第5、6、8、11条	—	—	高確法16条 ※2020年10月より、高確法第16条〜第17条の2	介護保険法118条の2 ※2020年10月より、介護保険法第118条の2〜第118条の11	厚労大臣告示93号5項3号 ※2020年10月より、健保法第150条の2〜第150条の11	PMDA法第15条	次世代医療基盤法

出典：厚生労働省「医療等情報の連結推進に向けた被保険者番号活用の仕組みについて」

214

03 医療の情報化と診療報酬の関係

2018年度診療報酬改定では、新たな技術を含む先進的な医療技術の適切な評価として、「オンライン診療料」と「オンライン医学管理料」が新設されています。また、2020年度改定ではオンライン診療に「対面診療の補完的な役割」を果たさせるべく、大きくルールが変えられ、より身近なものとなりました。

◇ オンライン診療の恒常化

オンライン診療は本来「対面診療の補完」という位置づけで、初診では原則として行えませんでした。しかし、新型コロナウイルスの感染拡大により、政府は2020年4月、オンラインや電話による診療を条件付きで初診から認めました。その後も、初診からのオンライン診療を恒久化する方針を決定しています。

◇ タスク・シフト／シェアの推進

医師の働き方改革の一環として、医師から多職種へのタスク・シフト／シェアが進められています。

タスク・シフトとは「他の職種に業務を移管すること」で、タスク・シェアとは「複数の職種で業務を共同して行うこと」ことです。厚生労働省は2020年度の予算に、タスク・シフトに取り組む医療機関への支援など「**医療従事者働き方改革の推進**」の経費として69億円を計上しています。

現在、検討されている「看護師」「薬剤師」へのタスク・シフトに関する業務が実施されると、看護師は医師の補助的な役割をより強めていき、一方、薬剤師は、自己注射の実技指導を患者に行ったり、処方変更を医師に提案したり、薬剤のプロとして存在感を高めていくことが可能となります。

◇ 次期改定について

2021年7月7日に開催された中医協総会では、2022年度診療報酬改定（以下、次期改定）に向けた主な検討内容について示されています。その中で、引き続き、タスク・シフトをはじめとする「働き方改革の推進」や「オンライン診療・オンライン服薬指導」「医療のICT活用」などが掲げられています。

特にオンライン診療については、日本病院会など病院関係団体が拡大を要望しています。

日本病院会など15団体による「日本病院団体協議会」では、「医療におけるICTを推進するための診療報酬上の評価」「救急医療の充実」など6項目を求め、ポスト・コロナにおいてもオンライン診療による受診のニーズは高まると予想し、オンライン診療に関する算定要件の緩和など診療報酬上の評価をさらに拡大していくよう求めています。

このほか、2020年12月にニコチン依存症の治療のための禁煙アプリが、医療機器として保険適用となったことを契機に、ベンチャー企業や大学、製薬企業を中心に、2型糖尿病や高血圧、乳がん患者支援など様々な疾患における治療のためのスマートフォンアプリの研究開発も進められ、「治療用アプリ」の保険適用など、「プログラム医療機器」への評価を求めています。

◇ICTを活用した外来栄養食事指導

外来・在宅における栄養食事指導による継続的なフォローアップについて、ICTを活用した場合の評価が新設されました。

4-8節で病院給食でのDXについて述べてきましたが、これまで、外来栄養食事指導料の算定要件では、自院で雇用している管理栄養士が指導したときに算定されていたものが、2020年度の診療報酬の改定では、栄養ケア・ステーションなど外部の栄養士との連携も可能になるほか、「情報通信機器の活用」として、オンライン診療の指針で定義されるような「視覚及び聴覚を用いる情報通信機器のシステム」に限定されず、電話などでの指導も対象になりました。介護報酬においても2018年度の改定で、栄養改善加算の要件「管理栄養士の配置が1名以上」が、外部との連携でも満たされることになっており、医療・介護における外来栄養食事指導が評価されると共に、いっそうのICT化も期待されます。

日本歯科医師会におけるDXに向けた取り組み

日本歯科医師会では、「2040 年を見据えた歯科ビジョン - 令和における歯科医療の姿」（2020 年 10 月）の中で、「歯科における ICT 活用の推進」と題して、DXに向けた取り組みを述べています。

◇ 歯科医院に求められるICT化

　現状の評価と課題では、5G（第 5 世代移動通信システム）のサービス提供がスタートし、高速・大容量の伝達、超高信頼・低遅延、リアルタイムな遠隔制御、多数同時接続等が可能になるなど、通信環境も著しく進歩を遂げている中で、歯科医療の分野においても質の確保、医療の効率化・利便性向上から ICT の活用が求められている、としています。

　課題への対応としては以下の点を挙げています。

・地域の医療情報連携ネットワークにおける医療情報の連携に伴う本人認証、歯科医師免許証・会員証のカード化等に係るシステムの導入。
・診療報酬のオンライン請求、医療保険のオンライン資格確認、電子カルテ等の請求事務関連の ICT 化。
・PHR やマイナポータル等での歯科情報を含めた活用の仕方。
・歯科治療の技術に関して、光学印象技術および CAD/CAM（コンピューター支援設計・製造）、AI 診断、ロボット医療など技術革新への対応。

　さらに、今後目指すべき方向性として、地域の医療情報連携ネットワークのフォーマット等を標準化して全国的に運用していくことや、各歯科医療機関が医療ネットワークに参加し、地域包括ケアを充実させ、医療・介護における診療情報、服薬情報、健診データなどを統合して効率的で良質の医療を提供していくことを挙げています。

　また、カメラなどによる AI 画像解析を活用して自らの口腔の健康状態を把握するようなスマートフォンアプリを開発したり、かかりつけ歯科医との情報共有、外出自粛の中での電話やテレビ電話等の活用を進め、無歯科医地区での ICT などを活用したオンライン診療（遠隔診療）などによるサポート体制を構築し、新たなサービスや技術を推進させる、としています。

むすびに

　これまで何度か解説してきたように、DX とはたんにデジタイゼーションやデジタライゼーションのことを指すのではなく、究極的にはそれらによってもたらされる人や組織の変革を指しています。ですから、DX を医療業界で実現していくためには、人や組織を強力なリーダーシップで引っ張っていく人が、その中心として活躍していく必要があります。病院でいえば病院長、民間病院では理事長などの経営者と院長ということができるでしょう。

　そして病院・医療業界は公的な性格を帯びていますので、国の政策、診療報酬制度などにも大きく依存し、左右されます。そういう意味では、国のリーダー、つまり内閣総理大臣、厚生労働大臣などの政治家はもとより、政策立案に携わる官僚にも、DX に対する理解と、それを推進していくという強い意志が求められます。

　しかしながら、DX そのものがとてもスケールが大きいことであり、また抽象的な部分も含むために、DX を漠然と進めるといっても、その目的をはっきりさせる必要があります。

　デジタル庁が新設され、国として DX を進めていくという意気込みは明確になってきましたが、目的がいまひとつ具体的でなく観念的のように感じます。デジタル庁がホームページなどで掲げているバリューの中に、目的に関する記述（本文 222 ページ参照）がありますが、そこには「常に目的を問いかけ」とあり、具体的ではありません。民間の人材を多数登用しているデジタル庁としては、基準を作って価値観を統一することも大切ではありますが、その先のもう少し具体的な目標がより重要です。

　本書で何度も取り上げてきた国民の識別番号については、保険証番号、基礎年金番号などを統一して、マイナンバーに一本化するという大きな目標があるとしています。それはとても大切なことですが、さらに踏み込んで、「そうすることによってもたらされる、どんな国民利益を目的とするのか」という視点を明確にすることが必要だと思います。

　そしてそれが実現したときに、どんな場面で利用され、どう便利になるのかを示して初めて、国民も協力するのだと思います。これらが明確になれば、統一のためにどのようなデータセットが必要になるかも、おのずと明らかになるかと思われます。

　これらの目的とか、使われるシーンとかは、時代と共に変化します。１０年後には、道で倒れている人がいたときに、医師が常時携帯している端末でその人の顔を認識し、病歴、服用している薬などが瞬時に画面に出て、適切な診断をすぐに行うことができるようになっているかもしれません。倒れた人の腕時計からは、倒れたという情報が自動的に飛んで家族に届き、家族はかかりつけ医に連絡して、たまたま路上で遭遇した医師と連絡をとり合えるように手配できるかもしれません。

　国民識別番号を統一するとしたら、そこには、顔認証や病歴、薬歴、かかりつけ医などの情報が紐づけられている必要があります。国民の多くが納得するような使用場面を提示して、その場合に必要なデータセットを決めていくというのは、このようなことを指します。デジタル庁には、ちょっと考えただけでも、強力なリーダーシップが必要で、内閣直属の組織にしていくことはもちろんですが、それに加えて、政権が交代しても存続していくような、政治とは一線を画した組織である必要があります。そのような覚悟が国には求められます。

　個々の病院についても、同じようにトップのコミットメントと覚悟が必要です。そのためにトップ自らが知識を獲得しながら、必要な人材、IT 機器などのリソースをそろえつつ、組織的なアプローチをしていく必要があります。トップ直属の組織を作りつつ、その病院の実情に合った DX への道筋を、わかりやすい目的・目標を提示しつつ進めていくことが、病院の DX においてはとても大事です。

　病院での DX に向けてのいくつかのステージを考えてみたいと思います。

　まずは、デジタルデータに対してアレルギー反応を起こしがちな職員の IT リテラシーを、機会があるごとに高めていくステージが基本になります。ここではセキュリティーに関する教育も必要ですし、多くのデータのデジタル化（デジタイゼーション）が行われます。

次のステージでは、組織のセクション内でのデータの共有・活用を図っていきます。例えば、医事課内でのデータのデジタル化。医局内での貴重な症例のデータベースの作成。総務課・人事課内でのスタッフの履歴、院内活動記録のデジタル化、データベース化など。目的を定めて、そのデジタル化を行えば、どんな利用シーンが想定され、どんなふうに便利になっていくかを職員と共有しながら進められます。

　その次のステージでは、部署を超えたデータの集積・利用の段階に入ります。ここでは、医療情報技師や診療情報管理士が大活躍してくれるかもしれません。特に、患者さんの疾患に関するデータの分析に長けた診療情報管理士が、その守備範囲を広げ、例えば経営指標と患者データを結び付けたり、患者さんが置かれた社会的環境と今後の治療方針を結び付けたりと、様々な展開が考えられます。部署横断的にデジタライゼーションを進めていくのが、このステージに当たります。

　そして、このような部署横断的なデジタライゼーションが病院内のいたるところで繰り広げられ、病院全体がデジタライゼーションされて、すべての職員の頭の中でそれが当然の姿であると認識され、しかもこのようなステージの進行と共にその利益を実感して、さらに推し進めたいと感じられるようになったところで、次の最終ステージに進んでいくことでしょう。

　最後のステージ。これこそが DX のステージですが、全職員が院内に張りめぐらされたデジタライゼーションの効果を実感しつつ、その恩恵をより効率的に受けるために、組織を改変し、さらなるデジタル化に向けて新しい知識・機器を探り、導入していく。常に改変・進化していく。これが DX ステージです。このような動きを病院を挙げて推し進めていくことが、トップリーダーに求められます。

　ここでは、国と病院の DX にリーダーシップが必要だということを、できるだけ具体的に示してみました。そして、その先に必要なこと、それは国と病院など医療機関との間での、DX に向けてのインタラクションです。

　国が笛吹けど踊らず。逆に、病院が推し進めようとしても、旧態依然の規制や行政指導によって阻害される。いかにもありそうな状況です。

　身近なところでは、処方箋の電子化。皆が必要だと考えていて、国も推し進めようとして様々なプロジェクトを始めていますが、一向に進みません。国がとても使いにくいシステム要求を出すからです。

　また、行政の末端ではいまだに、処方箋は紙に出力して記名・押印または署名をするように求めます。あらかじめ薬局に処方内容を伝えて、処方の準備をしてもらうデータさえも、ファックスでの情報送付を推奨しています。

　ルールだからといわれますが、医療法など読むと、処方箋は患者の求めがあったときに発行する必要があると書かれているだけで、処方箋の定義すらなされていないのです。

　このように、細かなことでもいくつもの課題が山積しています。これらの一つひとつを DX の実現に向けて解決していく必要があるのです。

　DX を進めるにあたっては、国と現場の医療機関との柔軟な議論が必要です。それを抜きにしては医療業界の DX は進まず、旧態依然のままとなることでしょう。デジタル庁には、国民が最も必要としている医療分野の DX を専門に検討する部署を作っていただき、そこに官民の知識豊富な医療界のリーダーを加えて、DX を強力に推し進めていってもらいたいと望みます。

　そして、医療業界の私たちも、それを熱い視線で見守り、協力し、改善していけたらと考えています。本書がその一助になれば、著者・監修者としてこの上ない喜びです。

2021 年 11 月
医療法人あい友会 理事長
（元 庄内余目病院 院長）
野末　睦

●この国に暮らす一人ひとりのために

私たちは、この国とともに歩む人々の利益を何よりも優先し、高い倫理観を持ってユーザー中心のサービスを提供します。声なき声にも耳を傾け、一人ひとりに寄り添うことで、誰もがデジタルの恩恵を受ける社会をつくります。

●常に目的を問い

私たちは、前提や慣習を前向きに疑い、世界に誇れる日本を目指し、新しい手法や概念を積極的に取り入れます。常に目的を問いかけ、「やめること」を決める勇気を持ち、生産性高く仕事に取り組みます。

●あらゆる立場を超えて

私たちは、多様性を尊重し、相手に共感し、学び合い補い合うことによって、チームとして協力して取り組みます。また、相互の信頼に基づいて情報の透明性が高い、オープンで風通しのよい環境をもとに、自律して行動します。

●成果への挑戦を続けます

私たちは、過度な完璧さを求めず、スピーディーに実行し、フィードバックを得ることで組織として成長します。数多くの挑戦と失敗からの学びこそがユーザーへの提供価値を最大化すると信じ、先駆者として学びを社会へと還元しながら、成果への挑戦を続けます。

出典：デジタル庁のミッション・ビジョン・バリュー（https://www.digital.go.jp/about/organization）

参考文献

- 「動き出す医療産業DX」、木村廣道（監修）、日経メディカル
- 「最新医療経営」、PHASE3〈2021年9月号〉、「経営の時代」の羅針盤、特集：病院DX革命
- 「ヘルスケア・イノベーション—ポスト・コロナ時代の健康と社会」、池野文昭、時評社
- 「データヘルス改革推進計画の概要について」、共済総研レポート No.160、小塚英夫、JA共済総合研究所
- 「いまこそ知りたいDX戦略　自社のコアを再定義し、デジタル化する」、石角友愛、ディスカヴァー・トゥエンティワン

ほか

参考サイト

- 経済産業省　デジタル・トランスフォーメーション
  (https://www.meti.go.jp/policy/digital_transformation/index.html)
    DXレポート2.1（DXレポート2追補版）
    「DX推進指標」とそのガイダンス
- 厚生労働省　データヘルス改革推進本部
  (https://www.mhlw.go.jp/stf/seisakunitsuite/bunya/0000148743.html)
- 内閣府　成長戦略ポータルサイト　次世代ヘルスケア
  (https://www.kantei.go.jp/jp/singi/keizaisaisei/portal/healthcare/index.html)
- 日本経済団体連合会　Society 5.0時代のヘルスケアⅡ　～DXによるCOVID-19対応とその先の未来～
  (https://www.keidanren.or.jp/policy/2020/062_gaiyo.pdf)

索引

た行

な行

は行

●著者・医療監修者

野末　睦（のずえ　むつみ）

1982年3月筑波大学医学専門学群卒業、医師免許取得。1993年5月マサチューセッツ総合病院研究員。2002年4月庄内余目病院院長。2006年10月庄内余目病院創傷ケアセンター長を兼務。2014年10月から、あい太田クリニック院長。2015年9月から、あい友会理事長（クリニック法人化に伴い兼務）。『院長のファーストステップ』『最期の選択 人生の終幕を我が家で　がんで亡くなった10人の在宅医療実話』『医師になる選択　医師の選択　自分と向き合う23の質問』など著書多数。

●著者

中村　恵二（なかむら　けいじ）

1954年山形県生まれ。法政大学経済学部卒。フリーライター。これまで、医療や病院経営、介護などホスピタリティ・ビジネスを中心に、「図解入門業界研究」シリーズ（秀和システム刊）を多数執筆している。執筆の傍ら、高校や大学などで進路選択の講演活動も行っている。紙と電子本の編集プロダクション「ライティング工房」を主催。

編集協力　近藤京子（医療法人あい友会）

改革・改善のための戦略デザイン

病院DX

発行日　2021年12月 8日　　　第1版第1刷

著　者　野末　睦／中村　惠二

発行者　斉藤　和邦
発行所　株式会社 秀和システム
　　　　〒135-0016
　　　　東京都江東区東陽2-4-2　新宮ビル2F
　　　　Tel 03-6264-3105（販売）Fax 03-6264-3094
印刷所　三松堂印刷株式会社　　　Printed in Japan

ISBN978-4-7980-6526-7 C0034